中西医结合
老年骨伤疾病研究

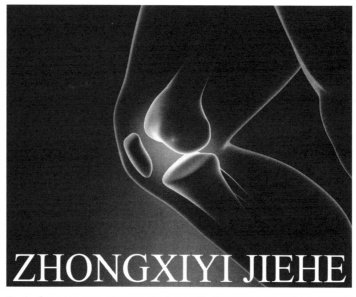

ZHONGXIYI JIEHE

LAONIAN GUSHANG JIBING YANJIU

主编 陈经勇 张 鹏

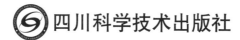

U0345279

四川科学技术出版社

图书在版编目（CIP）数据

中西医结合老年骨伤疾病研究 /陈经勇，张鹏主编
. —成都：四川科学技术出版社，2023.12
ISBN 978-7-5727-1234-0

Ⅰ．①中… Ⅱ．①陈… ②张… Ⅲ．①老年病–骨损
伤–中西医结合疗法 Ⅳ．①R683.05

中国国家版本馆 CIP 数据核字（2023）第 234044 号

中西医结合老年骨伤疾病研究

ZHONGXIYI JIEHE LAONIAN GUSHANG JIBING YANJIU

主　　编　陈经勇　张　鹏

出 品 人　程佳月
责任编辑　兰　银
助理编辑　韩　阳
责任出版　欧晓春
出版发行　四川科学技术出版社
　　　　　成都市锦江区三色路 238 号　邮政编码 610023
　　　　　官方微博：http://weibo.com/sckjcbs
　　　　　官方微信公众号：sckjcbs
　　　　　传真：028-86361756
成品尺寸　185mm × 260mm
印　　张　12.5
字　　数　200 千
印　　刷　成都一千印务有限公司
版　　次　2023 年 12 月第 1 版
印　　次　2024 年 1 月第 1 次印刷
定　　价　60.00 元

ISBN 978-7-5727-1234-0

邮　　购：成都市锦江区三色路 238 号新华之星 A 座 25 层　邮政编码：610023
电　　话：028-86361758

目 录

第一章 概 述

第一节 老年骨折的流行病学

一、人口老龄化与老年骨折

(一)人口老龄化

人口老龄化是人类在 21 世纪面临的严重挑战,是当今世界突出的社会问题之一。它已引起各国的广泛关注。人口老龄化是指老年人口在总人口中的比例增大的动态变化过程;人口老龄化的特征就是老年人口迅速增加,一个国家或地区的老年人数在总人口数中有较大的比重。

老龄化社会是指 65 岁及以上老年人口占总人口的比例为 7% 以上(或 60 岁及以上老年人口占总人口的比例为 10% 以上)的社会现象。老龄化社会是到达老龄社会的过渡阶段,与老龄化社会相比,老龄社会是老年人口比例达到一定水平后相对比较稳定的社会。人口老龄化发展已持续一个世纪以上的法国等国家将老年人口占总人口数 14% 的国家和地区定义为老龄社会。目前老年人口比例达 14% 这一指标为进入老龄社会基准值的概念已被国际接受,并得到广泛认可。

(二)老年骨折

老年骨折即老年人由于各种危险因素的作用而发生的骨折。伴随人口老龄化的进程,老年骨折已成为一个重要的健康问题和社会问题。其好发部位主要为脊柱、髋部、桡骨远端、肱骨近端、胫骨近端、踝部等。老年人的脊柱骨折常常因易被忽视而被漏诊,而实际上,老年骨折中脊柱骨折的发生率并不算低。脊柱骨折与骨量丢失和骨结构破坏密切相关,在身体的重力作用下即可发生椎体变形、压缩骨折。老年脊柱骨折的特点是发生多个椎体的变形和压缩,女性发生率高于男性,且多见于高龄患者。老年髋部骨折因其对患者生活质量的严重影响、众多的并发症和巨额的医疗费用而受到广泛重视。胫骨平台和髌骨等也是老年骨折的好发部位。

二、老年骨折的分类

骨或者软骨组织由于遭受暴力作用或其他原因造成其完整性和连续性中断,称为骨折。骨折的类型不同,治疗方法不同。骨折分类的目的是选择最佳的治疗方法,并判断疗效及预后。在老年期,因骨质疏松,常只需低能量的外力作用,即可引发骨折,以脊柱、髋部等部位骨折多见;高能量暴力引发的骨折少见,机制与青壮年相似,无特异性。老年骨折根据发生机制可分为创伤性骨折和病理性骨折。

(一)创伤性骨折

创伤性骨折一般由直接暴力或间接暴力造成。与青年人比较,老年人外出活动、工作都比较少,遭受直接暴力的概率比较小,因此老年骨折多数由间接暴力导致,如轻微外力导致的摔倒就可造成桡骨远端骨折等。老年人直接暴力所致的骨折与青年人一样,但是应强调老年人因普遍器官功能衰退、免疫力低下、基础疾病多,受到创伤后,更容易出现各种并发症。因此应对其全身情况进行监测,对基础疾病进行对症治疗,并积极预防并发症。

(二)病理性骨折

因已存在的某种疾病造成局部骨质薄弱,对于正常骨质无破坏力的应力作用于此薄弱部位时发生的骨折称为病理性骨折。病理性骨折又可分为肿瘤所致的骨折和骨质疏松引起的骨折。

1.肿瘤所致的骨折

骨的良、恶性病变及转移性病变造成骨皮质破坏可以导致骨折,老年人原发性恶性骨肿瘤较少见,多见于骨转移癌。骨骼是继肺和肝的第三个常见转移部位,转移癌所导致的病理性骨折发生率远远高于骨原发性肿瘤所造成的骨折。乳腺癌骨转移的发生率为80%,前列腺癌骨转移发生率为85%,肺癌骨转移发生率为44%。骨转移癌发生部位以躯干骨骼为多,其中以骨盆、腰椎、胸椎最多;其次为四肢近端,如股骨近端、肱骨近端;颅骨转移者也不少见,早期常单发,而后期常多发。骨折常为首发症状,因此当遇见轻微外力导致这些部位的骨折时,最好多留意观察X线片,以防漏诊、误诊。老年人原发性恶性骨肿瘤以骨髓瘤最多见,国外报道其占老年人原发性恶性骨肿瘤70%以上,好发部位在脊柱、肋骨、颅骨和股骨,因此常合并这些部位的骨折,以腰椎骨折最为多见。老年人良性骨肿瘤或瘤样变,也偶尔会合并病理性骨折。

2.骨质疏松引起的骨折

骨质疏松引起的骨折也称脆性骨折,最常见于老年人、绝经后妇女及其他疾病患者,如大量应用激素、类风湿关节炎、内分泌和代谢性疾病、遗传性骨疾病和放射治疗后的患者。骨质疏松性骨折的发生取决于内部因素和外部因素。内部因素:老年期激素分泌减少,尤其是雌激素分泌减少;老年人进食较少,钙摄取减少,吸收也少;老年人室外活动少,日照少,维生素 D 合成不足,影响了钙的吸收;老年人骨吸收率明显增高;等等。绝经、甲状腺功能亢进症(简称"甲亢")均可引起骨转换率加快而致骨质疏松。糖尿病因影响钙、磷、镁等骨矿物质代谢及甲状旁腺激素和活性维生素 D 的分泌而致骨质疏松。由类风湿关节炎引起的关节疼痛致骨髓内血流停滞,形成淤血状态,这种循环不良的状态也可导致骨质疏松。总之,老年人骨质疏松、骨质变脆、骨强度降低即骨承受和抵抗外力的能力减弱是骨折发生的内部因素。外部因素:外伤是骨折发生的必要条件,没有外伤的干扰就不会发生骨折。当然,引起骨质疏松骨折的这种外力与一般骨折相比,力量小很多。如老年人常常因关窗户、晒被子而发生脊柱压缩性骨折;因轻摔时手掌着地发生桡骨远端骨折;因轻摔时坐在地上发生股骨颈或股骨粗隆间骨折等。老年人摔倒多半与器官功能失调有关,如调节姿势、改变步态能力差,肌力弱,视力障碍及神经系统障碍等。应特别注意的是,老年人服用巴比妥类镇静剂以后容易头晕,如果再加上地面滑,他们很容易跌倒。

三、老年骨折的治疗和预后

骨折是老年人病残的主要原因。老年人常见骨折部位的受累骨骼常由于骨质疏松或其他病理过程而变得脆弱,所以即便是轻微的外部应力也可以使老年人发生较为严重的骨折。由于老年人身体条件较差,骨折部位的康复常常需要很长时间,所以老年人要恢复到受伤前的能力常需相当长的时间。

(一)影响老年骨折治疗结果的主要因素

1.身体条件

老年人各种功能、代谢活动进行性降低,对外界环境变化适应能力减弱,代偿功能低下,机体的自稳态紊乱,所以老年人大多数都合并有不同程度的慢性疾病,身体本身已很脆弱;随着年龄的增加,老年人体内性激素水平下降会阻碍骨细胞的活性和骨的生长,骨的形成速度开始减慢,骨的吸收速度大于骨的形成速度。在70~80岁的老年人中,骨质疏松的现象十分常见(年轻时骨密度越高,骨质疏松的发生时间就相对越晚),且骨小梁的数目和形态大小均有下降,骨的机械应力强度也相应减弱,因此很轻的压力就能引起他们骨折;加之老年人普遍缺钙,许多体弱的老年人一旦骨折就会很难愈合。众多的老年人都受到骨折的困扰,特别是髋部骨折,髋部一旦发生骨折则很难恢复到原来的功能状态。

2.内固定强度

骨质量对于骨折固定强度有非常重要的影响。老年人大多有骨质疏松,所以骨的力学把持力较差,因此,骨折固定后负重时易发生微骨折或再骨折。由于老年人的骨小梁数量较少且形态较小,海绵状骨的早期固定效果常不满意,而基质的钙化不全又会进一步妨碍早期的固定。骨质疏松可以导致固定的强度及骨痂愈合的质量相对较差,固定时间延长,负重时间延迟。另外植入的人工假体也易发生松动而导致固定失败。

3.各种并发症

高龄患者可能同时存在着多种疾病,如心、脑血管疾病,糖尿病,神经系统疾病,呼吸功能及肾功能障碍等,增加了治疗难度和并发症的发生率,从而影响治疗结果和预后。其中脑血管疾病最应该引起骨科医生的重视,半年之内发生脑血管疾病者为老年人骨折手术禁忌证,手术将加重脑血管疾病,甚至导致患者死亡;近半年至一年发生脑血管疾病为手术相对禁忌证;一年以上者手术危险性将大大降低。此外,糖尿病会增加术后感染的机会,术前、术后必须严格控制血糖和尿糖;有呼吸系统疾病者,应采取相应措施,防止肺部感染;其他系统疾病患者也应采取相应治疗措施。高龄患者如合并多系统疾病,其预后多较差,而且病死率也将显著增加。

(二)老年骨折预后的特点

1.死亡率较高

近年来,国内外学者对老年骨折的治疗极力主张早期手术内固定,以减少老年人骨折后的并发症发生率和死亡率,有研究表明老年人骨折的非手术治疗结果,尤其是股骨转子间骨折,其死亡率高达35%,而早期手术治疗的死亡率降低为0.83%~0.9%。死亡老年人群主要集中在:①年龄≥76岁;②合并两种或两种以上的老年疾病;③多发伤、脊柱脊髓伤;④手术后医生对多系统老年性疾病认识不足,预防及治疗老年性疾病还存在经验不足,尤其是骨科医生。

2.功能恢复较差

老年人骨折后无论采用非手术治疗还是手术治疗都存在着骨折愈合及骨折病的问题，会影响治疗后功能的恢复，以髋部骨折最多见。老年人因骨质疏松及反应能力低下，跌伤即可发生骨折，骨折后因失去自主能力以及创伤、刺激等对老年人全身状况影响极大，增加了老年人身体上和精神上的痛苦。两者相互影响形成恶性循环并迅速发展，使得患者全身或伤肢活动量明显减少，从而再次加重骨质疏松的发展、关节的退变、肌肉的萎缩等，更加重了已有的骨折病变，如治疗不及时或治疗不当将使老年人久卧不起，导致骨折愈合延迟，甚至不愈合，严重影响老年人机体功能的恢复，这种情况称为"老年人骨折后继发性老化"。如何预防和治疗老年人骨折后骨质疏松和骨折病，目前仍是骨科的一大难题。老年人的骨、关节、肌肉等与运动有关的组织功能减弱及全身老化使机体活动功能明显下降，即废用综合征。为了预防这种情况，除了辅助药物治疗外，还需要老年人平时通过运动及调节姿势等方式、方法的合理运用以尽量阻止运动系统和全身老化现象的发展，但强行运动又可能增加新的外伤性损害或有加重老年病的危险。因此，老年人缺乏运动的积极性和恢复的自信心，运动常常开展不顺利。对高龄老年人来说，运动是抑制骨质疏松发展实际有效的方法，比如采取坐位平衡、立位平衡等重力负荷，背肌、腹肌等肌肉同时收缩以对抗重力肌等长收缩以刺激骨膜、抑制骨质疏松发展。考虑到老年人运动时容易疲劳，可能引起病理性骨折和基础疾病的加剧，应从轻量运动开始，缓慢地增加负荷，避免一开始就进行急剧的肌肉收缩和接受较大的重力负荷。

3.并发症较多

老年人体质相对较差，在骨折治疗过程中或者治疗后比年轻人更容易产生各种并发症。例如由于骨折区域肿胀导致神经和血管破裂可引起骨筋膜室综合征；长骨骨折可引起脂肪栓塞，脂肪栓子阻塞肺循环，引起呼吸困难和衰竭等。并发症的出现可使病情加重，影响骨折的治愈和患者的康复，重者甚至出现死亡。在骨折的治疗过程中应密切注意并防止并发症的出现，因有时骨折治疗不是主要问题，而各种并发症的预防和处理才是治疗的重要内容。

四、老年骨折医疗费用及对社会、心理的影响

(一)老年骨折的医疗费用

众多国家的研究均显示老年骨折的治疗费用较昂贵。根据估计，全世界老年人中发生髋部骨折的人数将从1990年的170万人上升至2050年的630万人,目前大多数髋部骨折出现在欧洲和北美,由于后50年人口统计学的变化,在亚洲、非洲和南美洲老年人的人数将增加,所以预计今后的50年中有75%的髋部骨折将出现在发展中国家。而且,老年人口在1980—2020年间将成倍增长,相应的老年人骨折发生率每10年增加30%,同样髋部骨折的人数也呈上升趋势,所以相应的医疗费用也随之急剧增加。

合理选择老年骨折的治疗手段,不但能促进骨折愈合,而且也是减少医疗费用、节约医疗资源的重要一环。而骨折的后续治疗及康复治疗的费用及相关问题也应引起足够重视。

(二)老年骨折的医疗费用对心理的影响

1.懊悔心理

部分患者并没有意识到自己年事已高,骨折前常有一些超出自己能力的举止,如登高取物、负荷过重、独自越过车水马龙的大马路等。面对意外发生所造成的骨折及卧床不起的现实以及诊治所需要的巨额医疗费用,患者往往不易接受,回忆起事情发生的经过时,不免有"如果当初我不……""如果当初我注意,就可避免今天的不幸"等想法,懊悔的心情油然生起。

2.忧虑心理

患者对医生的检查和护理的实施处于从属地位,他们担心骨折不能愈合,从此卧床不起,在各个方面(特别是经济方面)拖累家人。患者可能会情绪激动,陷入身心痛苦中难以自拔,或者灰心丧气,表情淡漠,对外界事物反应迟钝。

3.恐惧心理

最不幸的是平时就被各种疾病所困扰的老年体弱患者(如心脏病、慢性支气管炎、肺气肿、糖尿病等),往往这些疾病的治疗费用对他们来说已经是不小的生活开销,骨折后,旧病复发和加重,他们对即将支出的医疗费用可能会非常恐惧。

4.家庭因素的影响

老年患者在住院期间希望自己的子女、亲属常来探视,与亲属们的交谈能减轻他们的孤独感。一些老年人以往承担着部分家务,骨折后从一个照顾家庭的角色转变为需要家庭照顾的人,他所关注的是:以前我做的事现在没人做了,而且又要子女们拿出不少的资金来支付医疗费用,他们对我的态度会不会改变呢?我的家庭地位会不会因此下降等。这种担心是有根据的,因为许多患者的医疗费用和辅助器械都是由家庭成员,特别是配偶及子女提供的。通常家庭成员在患者患病和出现危象之前就已经付出了很多,因此感到了负担和疲惫。所以,当患者体验到子女们对他们的孝顺时会备感欣慰,安心治疗。相反,如果亲属们对他们体现出漠不关心、冷淡、不耐烦的态度,将使他们更加消沉、孤独和失落。

（三）老年骨折的医疗费用对社会的影响

老年骨折是一个重要的公共卫生问题,因为它可以引起其他疾病和伤残,降低生活质量,甚至导致死亡。同时,其高昂的医疗费用不仅给患者和家庭带来了很大的痛苦和困扰,而且给整个社会也带来了沉重的负担。

髋部骨折是老年人住院的主要原因。在所有发达国家,与髋部骨折相关的紧急处理费用都相当高。美国1995年与髋部骨折直接相关的费用大约为138亿美元;英国1998年为9.42亿英镑;澳大利亚预测,在60岁以上人群治疗非创伤性骨折的医疗费用为7.79亿澳元(每年每一百万人大约4 400万澳元)。直接费用中有95%发生在住院患者中,主要是住院费用和康复费用。在1996年的中国香港,髋部骨折的急诊住院费用是医院总体预算的1%,大约1 700万美元。1995年在美国,每个髋部骨折患者的平均护理费用为3 875美元,大约占髋部骨折总费用的28%。由于因髋部骨折导致的死亡主要发生在老年人中,由此导致的与劳动力降低相关的间接费用低于其他慢性疾病如缺血性心脏病、脑卒中及乳腺癌等,但直接费用相似。

我国人口老龄化速度高于人口增长速度、世界平均老龄化速度和发达国家老龄化速度。1999年,我国60岁以上老年人口达1.28亿。按照髋部骨折的发病率计算,有近35万老年髋部骨折患者。从我们统计到的治疗费用来看,不论采用何种治疗方法,其费用都是较高的,而且这还仅仅是住院期间费用。由于老龄化的加剧,老年骨折的治疗费用将必然呈现上升的趋势,需要更大的经济投入,因此值得引起重视。

第二节 老年骨折的相关危险因素

老年骨折发生的原因是多方面的,其危险因素的判断目前强调骨量和骨质量的评价,但至今为止临床上尚无一种满意的手段能不依赖骨密度的测定而独立完成骨质量的评估,所以临床老年骨折的诊治实施和危险性判断需要通过骨量检查,即骨密度测定来完成。尽管如此,人体其他多方面因素亦影响着骨骼的生物力学性能,影响着老年骨折的风险程度。

一、老年骨折的一般因素

(一)骨密度

骨密度(BMD)是评价骨质疏松的重要指标,也是评价老年骨折危险性的最重要指标。老年骨折与骨密度密切相关,局部骨密度的高低对相应区域的骨折风险提示能力更佳,如腰椎骨密度能准确提示腰椎骨折风险,髋部骨密度能准确提示髋部骨质疏松性骨折风险。在全身不同部位骨密度的骨折风险预测能力比较中,髋部骨密度骨折风险预测能力最强,尤其在预测髋部骨折时,在 65 岁以上的老年患者中,骨密度每降低 1 个标准差,髋部骨折风险增加值在男性高达 2.94($95\% CI = 2.02 \sim 4.27$),女性达 2.88($95\% CI = 2.31 \sim 3.59$),因而在老年妇女中,髋部骨密度应作为骨质疏松性骨折评价的首选检测指标。但是就骨折风险而言,骨密度所提示的骨折风险是人群的相对风险。虽然骨密度测定是目前公认的老年骨折风险评估的最佳方式,但它并不是绝对的。骨强度的 80% 由骨密度决定,但同时骨强度还受到骨结构、骨形态和骨骼所面临的状态,如微细骨折、矿化程度等方面的影响,所以老年人骨折的风险并不能完全由骨密度的高低来判断。

(二)年龄

年龄的增长是老年骨折的重要危险因素。临床研究发现,相同骨密度仪测得的骨密度 T 值对不同年龄段人群骨折风险的提示能力差距甚大。年龄由 60 岁至 85 岁,骨密度对骨折风险的影响增加 40%;但年龄增长对骨折风险的影响增加 70%,远远大于骨密度对骨折风险的影响。来自瑞典的研究认为,老年人无论男女,若以每 10 年为一个年龄段,髋部骨折风险随每个年龄段增加而上升 1.4% ~ 14.2%;而以骨密度 T 值为变数时,即 T 值由 0 发展至 2.5 时,髋部骨折风险共增加 40%,每一个年龄段髋部骨折风险与年龄和股骨颈骨密度密切相关。所以该研究提出,年龄和衰老是髋部骨折十分重要的危险因素,其重要性甚至高于骨密度。Cent 等人研究发现在其研究对象中年龄每上升一个标准差值,主要骨折(髋部骨折、骨盆骨折、椎骨骨折等)发生的风险相应增加两倍。

(三)跌倒

65 岁以上的老年人中,87% 的骨折发生可以归因于跌倒;而所有跌倒发生约有 3% 会引起骨折。跌倒主要引发以下部位的骨折:骨盆、髋部、股骨、脊柱、肱骨、手部、前臂、小腿和踝部等。与青年人不同,老年人跌倒,由单一因素引起者所占的比例很小,绝大多数跌倒是由多个因素共同作用的结果,有1%~5%的跌倒由明确的机体内在因素引起,如晕厥、脑卒中等。

1.跌倒的内在因素

老年人由于生理功能的退化,其感觉器官、神经肌肉系统的反应能力和稳定性都开始下降,而且会伴有不同程度的慢性劳损或疾病,对老年人行走的步态和平衡性都会产生影响,从而增加老年人跌倒的风险。老年人衰弱的视力是引起跌倒的重要因素,一项视力损害与髋部骨折风险的研究发现,无论是视敏度的降低还是立体影像知觉的退化,都会使得老年人跌倒的风险升高,其中如果丧失立体影像知觉将使跌倒的风险增加6倍(95%CI=3.2~11.1)。除了视力损害会增加跌倒的风险外,听觉、触觉、前庭感觉等功能的减退,由于能够减少中枢神经系统的信息,影响大脑的准确分析和判断,从而影响机体的平衡,也能增加跌倒的风险。

在老年人中常见的一些中枢神经系统疾病(如帕金森病、脑卒中等)也能极大增加跌倒的风险。在帕金森病患者中,约有59%的人曾跌倒过一次或多次,僵直、非自觉的运动、行走和保持姿势的困难等都与跌倒风险升高有显著性的关联。其他一些骨骼运动系统的疾病,如退行性骨关节炎、腰椎劳损、足部疾病等,都可能导致下肢肌力、肌张力失调,从而诱发跌倒。

此外,老年人的一些不良生活习惯如过量吸烟和饮酒等都能增加跌倒的概率。

2.跌倒的外在危险因素

无论对于年轻人还是老年人,环境因素都是造成伤害的重要危险因素。就老年人而言,由于机体功能的退化,对环境的反应能力和适应能力都会有较大程度的下降。因此,一些环境因素会使老年人跌倒的风险增加。对于65岁及以上的老年人而言,60%的致命跌倒发生在家中,30%发生在公共场所,还有10%发生在医疗保健机构。促使跌倒的环境危险因子包括:光滑的地面、不平的地板、昏暗的灯光、松动或起皱的地毯、不牢固的家具,以及地板上的物体等。此外,恶劣的气候条件造成的泥泞或是结冰的路面,增加了老年人行走的困难,促使其跌倒;从事有一定危险性的活动,如爬梯子、搬动重物或参加竞技活动也会增加跌倒的风险。

(四)骨形态和骨转换

骨骼的大小形态,尤其是股骨颈的长短和股骨颈皮质的厚度是提示老年人髋部骨折风险的敏感指标。澳大利亚的学者发现,股骨颈形态与股骨上段骨强度密切相关,股骨颈长且骨皮质较薄的绝经后妇女,髋部骨折的危险性明显高于正常者。应用双能X线骨密度仪进行的股骨颈形态学研究表明,股骨颈骨皮质变薄或骨皮质厚度下降是独立于骨密度的老年骨折的重要危险因素,在衰老过程中股骨颈的形态在不同性别中提示不同的骨折风险。

骨转换也是一个独立于骨密度的老年骨折的危险因素。绝经后老年女性的骨转换加速伴随着骨折风险明显增加。大量的临床研究表明,血中的骨转换指标水平升高、骨折风险大的老年患者,经抗骨吸收药物治疗后,骨转换指标明显下降,骨折危险性亦显著降低。所以,在骨密度测定的同时有目的地进行骨转换指标的测定,对老年骨折的风险预测有重要价值。

(五)骨折史

在针对骨折史与老年骨折的相关性研究中发现,骨折,特别是因轻微损伤所致的完全性骨折(脆性骨折)是老年骨折的重要危险因素,一次骨折发生预示今后该患者骨折危险性加倍,如当人体出现 2~3 个椎体骨折时,无论骨密度如何,其骨折危险性增加 120%。既往骨折发生的年龄也是骨折再发生风险的重要提示,50 岁后出现脆性骨折表明骨骼所面临的再骨折风险显著增加,再骨折的可能性极大。在始发骨折与再发骨折部位的关系研究中发现,老年人一旦有骨折发生,全身各处骨骼的再骨折危险性增加 20%~30%,这种相关骨折危险性在男性更明显,如 65~74 岁的男性发生腕部骨折,该患者以后再次发生髋部骨折的风险上升 60%,而同年龄的女性再次发生髋部骨折的风险仅上升 30%。

(六)低体质量指数

体质量指数也是老年骨折的危险因素之一。当体质量指数低于 20 kg/m² 时,骨折危险性明显增加;而当体质量指数高于 20 kg/m² 时,对骨折有一定的预防作用,但低体质量指数带来的骨折风险明显高于高体质量指数的抗骨折作用。瘦小者的骨折风险很大程度上与骨密度低相关。

(七)营养因素

1.钙

食物是机体获得钙的主要来源,而钙又是骨骼生长代谢的重要元素。人们已经发现生长期钙的摄入量同成年后的骨量峰值直接相关。Hughes 等进行的临床试验证明,在老年人群中补充钙和维生素 D 能够减少骨量损失,并且发现在试验的 3 年期间,试验对象非椎骨骨折的发病率降低。显然,如果长期低钙饮食,则骨质疏松发病的概率就会增加,从而增加骨折发生的风险。相反,保持机体所需的足够钙量,能够对预防老年人骨折起到一定的作用。

2.蛋白质

蛋白质是骨的重要结构成分,长期缺乏蛋白质将会使骨折发生风险增高。在绝经后妇女中进行的一项前瞻性研究发现髋部骨折发生风险同蛋白质的摄入量呈负相关,特别是动物蛋白。

除了蛋白质和钙同骨质疏松的发生有关联外,研究还发现饮食中锌和磷的含量同骨折的发生相关,如果这两种元素缺乏也会导致骨折发生的危险性增加。另外,摄入足够的脂肪也是老年骨折发生的一个保护因素。

(八)糖皮质激素的应用

糖皮质激素治疗会明显增加老年人骨折的危险性,长期应用糖皮质激素可使相关骨折的风险增加16%~21%,这种骨折危险性的升高与糖皮质激素对骨密度的影响无关。还有学者认为,糖皮质激素的应用增加骨折风险的原因在于它对骨骼脆性的影响,而非对骨密度的影响。进一步研究发现,糖皮质激素治疗对老年骨折风险的影响甚至大于年龄和骨密度对骨折风险的影响,至于糖皮质激素的使用量与骨折风险的关系还有待深入研究。

(九)社会心理因素

社会心理因素在老年骨折中也起着相当重要的作用。一些老年人因为害怕过重的医疗负担或担心跌倒而减少活动量,造成肌肉萎缩和应急能力的下降,反而增加跌倒的风险和骨折的风险。

二、老年骨折与运动系统退变

进入老年后,肌肉细胞的数量及体积都在不同程度地减小,肌肉弹性下降,导致肌肉松弛、肌力减弱。老年人的肌腱、关节囊、韧带逐渐萎缩、变薄、变细,关节囊松弛、脆性增高,关节滑膜分泌滑液减少,导致关节不稳定。运动系统退变可导致老年人行动迟缓,甚至步履蹒跚,容易跌倒。成人自25岁左右肌肉力量将逐年递减,至80岁时下肢及背部肌力可减退40%,当然这并不能一概而论,与每个人的素质以及运动量有关,对于平时注重锻炼身体者,肌肉力量要明显好于锻炼较差者,肌肉的松弛程度也较低。

软骨的退变一般从成人后就开始逐渐发生,如关节软骨、椎间盘、关节囊及周围组织发生退变,关节软骨变薄、弹性减弱、关节间隙变窄、关节边缘出现骨赘改变等。骨性的退变主要表现在老年人的成骨细胞的活力下降,骨内膜的重吸收增多,钙的交换呈现负平衡,成骨细胞与破骨细胞出现失衡,骨小梁减少,骨皮质变薄,骨量减少,骨质疏松而脆弱,容易发生骨折。

三、老年骨折与骨质疏松

骨质疏松症是以低骨量及骨组织微结构退变为特征的一种全身性骨骼疾病,伴有骨脆性增加、易发生骨折。骨质疏松常表现为骨量减少。骨质疏松与骨量减少都可导致骨强度下降,再受到轻微外力或其他因素影响即可发生骨折,称为骨质疏松性骨折。而骨折患者因长期卧床和肢体制动,肢体不负重或负重减少,伤肢骨矿物质丢失又导致继发性骨质疏松,从而使再骨折的可能性随之增加,形成恶性循环。这里主要讨论骨质疏松对骨折的影响。

(一)骨密度与骨折的关系

骨质疏松常表现为骨量减少,即骨密度的下降,因此骨密度是骨质疏松诊断和骨折危险性评价的最重要指标,其准确性和特异性优于血压对脑卒中和血脂对冠心病的预测。骨质疏松性骨折与骨密度相关,局部骨密度低则相应区域的骨折风险较高,如腰椎骨密度低能准确预测腰椎骨折风险,髋部骨密度低能准确提示髋部骨质疏松性骨折风险。在全身各处的骨密度中以髋部骨密度与骨质疏松性骨折的关系最为密切。目前对骨密度的看法并非完全一致,因为骨质疏松患者中有些人骨密度很低,却并未发生骨折,而有些患者骨密度并不很低,已发生多处骨折。

(二)骨微细结构与骨折的关系

骨小梁是起重要作用的骨微结构,增加少量骨小梁交叉结构可以增加骨的支撑强度,而对骨密度的影响却很小。骨质疏松时骨组织微结构退变,骨小梁变薄、穿孔甚至发生断裂、缺损,连接结构破坏,发生微骨折,这种骨折可能为显微骨折,即无法用X线观察到,只能应用病理组织切片观察到的一种骨折。

(三)损伤的积累与骨折的关系

骨质疏松时骨量减少,骨强度下降,骨骼微小损伤增加,损伤积累导致骨重建的加速,最终引起骨转化增加导致骨折的发生。正常骨重建的过程需持续2~4周,新的骨基质形成后又开始矿化。骨质疏松时骨形成及矿化相对要慢,矿化减慢可以改变胶原纤维的结构,使胶原纤维排列成疏松的网状结构且矿化不全,从而导致骨抵抗外力的能力降低,骨脆性增加,轻微外力即可引起骨折。

1.骨质疏松的部位与骨折的关系

(1)脊柱骨质疏松与骨折的关系:原发性骨质疏松对脊柱的影响是明显的,其造成的微骨折可使椎体变形。轻微的外伤如扭伤、坐倒在地,都可造成椎体压缩性骨折,产生严重腰背疼痛,强迫患者继续卧床,加重了骨质疏松,其再骨折危险性大大增加。脊柱骨折率随骨量减少而明显增高,大多数骨折发生于骨密度最低的部位,因此有一明显的骨折骨密度阈值,骨密度每减少一个标准差,脊柱骨折的相对危险增加 1.5~2.5 倍。反之,脊柱骨折和脊髓损伤也可引起或加重骨质疏松,增加骨折发生率。

(2)髋部骨质疏松与骨折的关系:髋部骨折在骨质疏松性骨折中程度最重,引起的死亡和残疾病例较其他骨折多,治疗费用也较高。髋部骨折风险随年龄增加而增加,与骨质疏松的程度成正比,且女性发病率高于男性。文献报道,髋部骨折在 50 岁以前,发病率无性别差异,60 岁以后每隔 5 年发病率成倍增长,女性发病率为男性的两倍以上。究其原因,主要是女性在绝经期后,内分泌功能紊乱,雌激素分泌减少,使破骨细胞活性增强,骨量丢失加速,最终导致骨质疏松。髋部骨折之所以与骨质疏松关系密切,与其自身的解剖结构不可分割。髋部特别是股骨颈含有丰富的松质骨,是骨质疏松症进展过程中较早受累及的地方。而且,股骨颈在人体持重骨骼中负重最大,并且是唯一与其所承受的躯干体重重力方向呈斜行走向的骨骼,有着特殊的生物力学原理和机械应力,这是其易发生骨折的力学特点。加上由于骨质疏松,骨量减少,骨组织显微结构退化,致使股骨颈的直径及股骨头的直径、Ward 三角的形状等发生改变,最终导致股骨颈的骨折。雌激素水平下降,骨骼失去激素的保护作用,对甲状旁腺激素敏感性提高,钙磷调节处于紊乱状态,加剧了骨质疏松的发生,可形成恶性循环。

(3)桡骨远端骨质疏松与骨折的关系:桡骨远端以松质骨为主,明显受骨质疏松症病理的影响。其发病年龄自 45 岁开始,50~65 岁发病率剧增,此种骨折受闭经影响较增龄影响更明显,同时,它也受性别等因素的影响。特别是妇女绝经后,随年龄的增加,前臂远端骨折发生率呈进行性增高。由于骨小梁的总面积大于皮质骨,因而骨小梁的受累程度超过皮质骨,故直接导致桡骨远端的松质骨骨量丢失明显,最终导致骨折。当患者跌倒时手掌着地,桡骨远端直接受力发生骨折。在骨折固定期间,因腕关节屈伸活动及前臂旋转活动受限或怕痛、固定不当等因素,不能进行功能锻炼,又加重了骨质疏松。

2.骨折对骨质疏松的影响

由于肢体骨折后制动或长期卧床,使肢体与躯干处于完全不负重状态,活动量明显减少,肌肉收缩对骨的刺激和应力减少,骨骼处于无负荷、无应力刺激状态,正常骨代谢失去平衡,破骨细胞相对活跃,造成骨钙溶出,尿钙排泄增加,血钙上升,发生骨质疏松。

第三节　老年骨折的特点

一、老年的生理特点

(一)机体的衰老

1.外在因素

细胞衰老是由细胞所得的生活介质发生改变所致,导致细胞周围的介质发生改变的因素又包括内在条件和外在条件。在培养细胞时,发现随着培养基质中代谢产物的积聚(其中许多是代谢废物)和营养物质的缺乏,细胞即发生衰老变化。直接影响细胞生活介质的外界环境条件很多,如食物、温度、光线、射线、毒物等,它们与细胞寿命密切相关。

2.内在因素

①人体多种器官出现衰老现象:如肢体萎缩,皮肤弹性减弱,头发变白和稀少,表皮起皱纹、老年斑,牙齿松动、脱落,身高下降,体重减轻等;②躯体各组织成分的改变:体内含水量减少,不活动性脂肪量增加,脏器、神经及肌肉组织萎缩,细胞数量减少;③功能改变:体力活动和精神活动减少、基础代谢率下降、生殖功能及其他生理功能低下。

3.分子水平

关于分子水平衰老的问题,世界各国都在研究。目前对衰老时分子水平改变的了解还不多。麦德维杰夫认为,一些内部和外界环境条件(包括物理的、化学的、生理的环境条件)的变化,能够引起核酸和蛋白质合成时发生差错,从而产生许多"废物"。在个体发育过程中,这些"废物"可以被包裹而滞留于细胞内并逐渐积累起来,从而导致细胞内部结构和内在环境的变化,引起机体的衰老。文献报道,机体的结缔组织含丰富的胶原蛋白和弹性蛋白,随着年龄增长胶原分子之间产生交联反应。30~50 岁,交联迅速增加,使胶原纤维吸水性下降,趋于僵硬状态,致结缔组织功能下降,不利于组织的活动。机体上皮下层的基底膜,其主要成分也是胶原蛋白,其次是糖蛋白和碳水化合物,由于衰老时这些分子的变化,基底膜增厚。随着年龄增长,晶体纤维可溶性蛋白含量减少,不溶性或少溶性蛋白及其分子量增加,并且以晶体中心部为明显。有人认为在毛细血管和实质细胞之间的结缔组织中,如果交联增多,则可妨碍营养物质和代谢废物的搬运。

关于大分子变性,表现在核的 DNA 分子的分子量随年龄而下降,此可能与 DNA 断裂增加有关。老年核小体上重复排列的碱基比率轻度增加;DNA 与组蛋白的结合也增加,染色质内组蛋白与非组蛋白比值升高。至于 DNA 在老年时功能下降的原因,可能与体内酶的改变有关。

总之,对分子水平的衰老改变,如蛋白质包括激素受体和酶的改变等尚待进一步研究。

(二)老年医学中的年龄时限划分

在老年医学中常用夏云阶、秦莉、叶爱娟医生介绍的三种方法表示年龄,即时序年龄、生物学年龄和心理年龄。个体均存在这三种年龄,从不同角度较为准确地反映人们的年龄与健康和衰老的相互关系。

1.时序年龄

时序年龄(CA)又称历法年龄、年代年龄、户口年龄。是以年历为度,一年增长一岁的计算年龄,是记录个体从出生年月至记录年月的时间年限,也就是表示个体出生后在人世间生活过的时间。但它不能完全反映机体真实的健康状况,因为同一年龄的各个个体生理功能和心理功能差异很大,对疾病、创伤等的承受力表现不同,伤病的并发症之有无及其程度也不一样。

2.生物学年龄

个体的生物学年龄(BA)是由机体的组织结构、代谢和功能变化综合决定的,是根据人体解剖学和生理学上的测试所推算出的年龄,从而反映出人体结构与功能的实际发育成熟程度和衰老退变的程度。确定一个人的生物学年龄的标准,必须有若干项有明显年龄差异的生理功能指标,然后逐项测定,经统计学处理,综合分析才能计算出来。将计算的生物学年龄与时序年龄比较,若生物学年龄大于时序年龄说明提前衰老,若生物学年龄小于时序年龄说明衰老推迟。因此,生物学年龄可以认为是医学年龄,用此来衡量一个人的健康状况及衰老程度更具有临床意义。但目前尚缺乏一个标准的测量方法来具体、客观地判断,尚有待进一步探索。

3.心理年龄

根据心理功能估计的年龄称为心理年龄(MA)。心理功能主要是指心理调节、承受能力和智力水平。每个人都有各自的心理活动,包括认识、意志、情感、思维、记忆及动作反应等活动。心理功能随生理功能的老化日趋衰退。检测方法包括自我意识、兴趣爱好、思维水平、智能状况、动作反应、性格特征及创造能力的检测等,目前虽无统一的标准测试方法,或者说测试方法尚不成熟,但测量所得的心理年龄可以反映出一个人的心理健康状况。

(三)组织细胞器官系统的衰老

衰老是人生中难以逾越的生命阶段,也是人类在自然界发展规律中必须经历的阶段。随着衰老的进展,组织器官生理功能也随之衰退。衰老使机体内环境产生变化,从而增加了对疾病的易感性,增加了伤病后的并发症发病概率,也增加了治疗的难度。这些都加速了机体衰老,缩短寿命。衰老在人群中的发展并不平衡,衰老在个体中体现的各组织器官老化也不在同一个水平。

1.神经系统

老年人随增龄而脑含水量减少,脑重量逐渐减低,脑回变窄。许多老年人有脑室系统扩大,这种改变多见于侧脑室和第三脑室,也可以影响大脑导水管和第四脑室。组织学上可见到特异的嗜银性老年斑,此种斑依大小可分为小的和大的老年斑,后者又可分为原始斑和典型斑。老年斑大致呈球形,直径为 $5 \sim 10 \mu m$,多分布于大脑皮质,特别是额叶和颞叶,也可见于杏仁核、纹状体、丘脑,偶在脑干内,但不在白质内出现。神经元老化的普遍现象是细胞内脂褐素颗粒的沉积,脂褐素为黄色的自身荧光色素,由复合体和部分能分析的磷脂和蛋白质所组成,同时也可能是慢性进行性代谢改变所引起的异常过氧化作用的结果。脂褐素阻碍细胞的代谢,神经元脂褐素含量增多,则其 RNA 的含量即减少,当增加到一定程度时,可导致细胞萎缩与死亡。

神经系统在人体适应内、外环境和维护正常生命活动过程中起着主导作用。神经系统的老化对人体衰老过程具有重要意义,随着年龄的增加,神经系统功能也随之减弱。

2.循环系统

(1)心脏方面的变化:老年人心脏的肌细胞虽因退行性改变而有不同程度的萎缩,但肌细胞间,特别是心室壁,因血管营养性改变导致纤维组织及弹力组织的浸润量不变,外形亦不缩小,有时反而增厚、增大。心脏纤维中有脂褐质沉着,使心肌呈棕色萎缩。肌纤维出现纤维样变性,甚至代替了心肌纤维。老年人心肌收缩期延长,尤其是等长收缩期延长,增加了心脏的能耗与氧耗,心功能减弱。

老年人的淀粉样物质容易在心内膜沉着,特别是在心房内膜常有广泛性沉着,以及脂肪含量增加,使心内膜增厚及硬化。心瓣膜亦因有纤维组织增生而变硬。在心瓣膜的瓣环、瓣膜纤维基质的细胞核数目减少,脂质沉积,胶原纤维退变及瓣膜纤维组织钙化,亦可变硬。在组织学的变化速度上主动脉瓣远期超过肺动脉瓣。由于二尖瓣和主动脉瓣变形,可影响其正常关闭。

窦房结是一个纤维组织的结节,结内60%以上是结细胞,也叫起搏细胞;而房室结则是肌性组织,两者有明显差别。20岁左右,窦房结外周有脂肪组织侵入,60岁以后窦房结的周边部分可被脂肪组织挤压并取而代之,于是窦房结变小;房室结肌性成分亦在老化,从而影响心脏的正常传导功能。

(2)血管方面的变化:血管的弹性纤维与平滑肌变性,使血管弹性下降,大、中血管可发生不同程度的粥样硬化,外周血管硬化,毛细血管单位面积内有效毛细血管数量减少,血流减慢,脆性增加,通透性降低。外周阻力增加,为增加心排血量,往往血压升高。冠状动脉弹力减弱。平滑肌变性脂质含量增多,管腔逐渐变窄,个别小分支可以出现阻塞现象,使心肌供血不足。

3.呼吸系统

呼吸系统的老年生理变化主要表现为鼻黏膜萎缩,咽淋巴组织及纤维萎缩,咽腔扩大;气管及喉软骨、肋软骨钙化及骨化;肺渐变为灰色,肺组织萎缩,肺泡扩大,肺泡壁变薄,肺组织变小变轻,肺内弹性功能减退,胸廓前后径增大,产生老年性肺气肿。肺的老年变化特点为:①老年人因呼吸肌收缩力、肺和胸廓顺应性减弱,呼吸道阻力增大,呼吸中枢敏感兴奋性降低等,最大通气量(MVV)减少。②正常成年男性肺活量(VC)约为3 500 ml,女性约为2 500 ml,30岁以下的正常成年人,肺活量约占肺总量的80%,到80岁时肺活量只占肺总量的68%左右。肺活量随增龄而逐渐减少,从30岁到80岁约减少50%,平均每年约减少0.9%,每增加1岁,其VC减少20~25ml。这主要与余气量随增龄逐渐增大相关。由于老年人肺活量降低,气体交换减少,排出CO_2的能力减弱,故老年人易胸闷,疲劳嗜睡。③余气量随年龄增大,特别是50岁以上的人,余气量增大十分显著。余气量增大主要是因为老年人肺各弹性成分减弱使肺弹性回位力减弱,肺泡减少和呼吸肌收缩力减弱以及呼吸道狭窄等所致。④随着年龄的增加,表面活性物质较年轻人低,老年人肺表面活性物质生成不足或失活可发生呼吸窘迫综合征。

4.消化系统

老年人消化道器官功能减退,储备能力降低,是由于解剖生理方面出现一系列的变化所致。老年人口腔黏膜有过度角化现象,牙齿磨损、脱落、牙周组织如牙龈退行性变,颌部、唇部、颊部肌肉萎缩。消化道平滑肌肌纤维萎缩,腺体逐渐萎缩,胃黏膜变薄,胃扩大或下垂,肠内绒毛减少,肠道弹性降低。由于肌纤维萎缩,食管、小肠、乙状结肠处易发生憩室。胆囊及胆管壁变厚,胆汁变浓,并含大量胆固醇,故老年人易患胆石症。胰腺及肝脏的重量减轻,体积亦稍有减少,部分腺体萎缩。

老年人食管蠕动仅占吞咽动作的50%,年轻人为90%。口腔唾液减少,性状稀薄,黏度降低。老年人吞咽功能欠佳,贲门括约肌松弛,食管排空延迟,食管扩张,无推动力的收缩增加。由于牙齿老化,碎食不全与口腔消化液调和不匀,食物加工不善就进入消化道。胃黏膜的萎缩使胃液量及酸度下降,胃蛋白酶及内因子也有缺乏。小肠黏膜上皮细胞的血供减少而影响老年人所需营养物质的吸收。大肠蠕动减弱,常伴有便秘。老年人胰腺外分泌并不随增龄而下降,但胰岛素分泌减少,对葡萄糖的耐量减退。老年人肝合成白蛋白的功能减退,故血浆白蛋白浓度降低,球蛋白浓度相对增高。

5.运动系统

(1)骨骼方面的变化:人体骨骼约占体重的20%,骨骼生长发育总是在成骨—破骨的动态平衡中进行着,30岁左右达到顶峰。到了老年,骨质开始萎缩老化,发生退行性变。其中50岁以上者,有不少患有骨质疏松症,但也有不少老年人无骨质疏松症存在。老年人骨的大小、外形变化虽不大,但在内结构方面出现变化。老年人的成骨细胞明显减少,活力下降,骨内膜面的重吸收增多,致成熟骨单位减少,钙化的结缔组织增多,成骨与破骨平衡失调,钙的交换呈负平衡,骨骼开始萎缩。骨皮质变薄、骨小梁减少变细,随年龄增长而逐渐严重。由于骨质中胶原和黏蛋白等有机成分减少,碳酸钙与磷酸钙等无机成分增多,则骨骼的脆性增加,发生骨质疏松,负重能力下降,往往受轻微的力量就产生骨折,常见的是股骨颈骨折、脊柱骨折和桡骨远端骨折。骨质疏松症是以骨量减少、显微结构退行性变、骨的强度降低、容易发生骨折为特点的全身性疾病。同时有周身酸痛、小腿抽筋,检查风湿病各项指标均正常。绝经期妇女常有骨丢失的表现,且随年龄增长而成正比下降。有研究表明,骨丢失最早发生于30岁。丹麦的一次抽样调查资料认为,与年龄有关的正常骨丢失可概括为绝经后以指数增长为特点的骨丢失。

(2)关节方面的变化:关节是借助纤维结缔组织形成的,关节囊和关节软骨将骨与骨连接的结构。老年人骨关节退行性变,随年龄增加而严重,其中以关节软骨的改变最为明显。随着增龄,软骨细胞减少,耗氧量降低,关节软骨的硬度、脆性和不透明度增加,蛋白质、黏多糖和水分减少,失去正常弹性与韧性,颜色变黄,关节软骨由于长期磨损,关节面变得粗糙、凹凸不平。关节软骨的纤维化,活动时的磨损、钙化和增生,可致骨刺形成。关节滑膜萎缩变薄,表面皱襞和绒毛增多,滑膜细胞和细胞质均减少,纤维组织增多,基质减少,代谢功能低下,细胞透明质酸分泌减少,血液循环发生障碍,关节囊纤维结缔组织增生而变厚,从而改变了关节的承重性能。韧带韧性和弹性减退,使关节不灵活、僵硬,导致关节活动受到严重影响。软骨磨损后,软骨的胶原纤维暴露,日渐出现裂纹,部分软骨剥脱形成游离体,又称"关节鼠"。软骨下骨出现骨质增生,在负重的松质骨区出现陷窝,毛细血管硬化,供血不足,关节软骨变性进一步加重。活动减少使关节内外容易纤维化,蛋白质沉积,发生粘连,钙的沉积使软骨钙化及骨化,形成骨赘。关节囊萎缩松弛,容易发生关节不稳和脱位。有时关节软骨可全部退化,活动时关节两端骨面直接接触引起剧痛。

(3)骨骼肌方面的变化:骨骼肌布及全身,约 200 块,骨骼肌占体重的 1/3 以上。50 岁以后随增龄而肌细胞总量逐渐减少,重量减轻。老年人的肌细胞变性、缩小、水分减少,细胞间液体增加,肌肉失去弹性,因而出现功能减退。肌肉间有脂肪和纤维组织生长,使不活动性脂肪增加,肌肉呈假性肥大,运动效率降低,易疲劳。肌肉韧带萎缩,并收缩而变僵硬。肌纤维核和肌原纤维条纹消失,肌纤维数目减少,线粒体数目减少,肌球蛋白 ATP 酶的活力下降,肌力减退。肌纤维逐渐萎缩,其耗氧量减少,亦易疲劳。加之老年人大脑和脊髓的功能衰退,反应迟钝,笨拙,行动迟缓,体力减弱,也可致肌肉活动减少,进而功能减退。

(4)椎间盘方面的变化:相邻椎体间有椎间盘,借以缓冲与吸收震荡,颈椎与腰椎的椎间盘前厚后薄,长期负重,承受各种冲击力和挤压力,老年人此处的退行性变显得明显。椎间盘退行性变由髓核和纤维环开始,30 岁以后髓核的胶状物质逐渐被纤维组织取代,使之由柔软而富弹性髓核演变成为软骨实体,液体含量明显减少,50 岁以后弹性锐减,明显变硬。脊柱负重时椎间盘缺乏缓冲弹力,纤维环即向四周膨出。椎间隙变窄,椎间盘周围韧带松弛,刺激椎体边缘的骨膜,产生骨赘。椎间盘萎缩退变,脊柱缩短可达 7 cm 之多,出现老年性驼背。

6.内分泌系统

随着年龄的增长,内分泌腺分泌细胞进行性减少,腺体的分泌功能减退。同时靶腺及效应器官、组织对激素的敏感性随增龄也发生变化。因此,老年人常易发生内分泌功能紊乱。

(1)甲状腺方面的变化:甲状腺随年龄增长常发生纤维化和萎缩,导致体积缩小,重量减轻。据统计通常成年人甲状腺重量为 20~30 g,50 岁以后有所减轻,90 岁以上重量多数只有 10 g 左右。老年人血清 T_4 水平均值较年轻人低,甚至可下降20%。由于老年人 T_4 的代谢缓慢,降解率下降,外周组织对 T_4 的需要量减少,因此即使 T_4 的分泌量有一定程度的减少,T_4 也能保持在正常范围内。老年人血清中 T_3 水平明显少于年轻人,有时只有年轻人的一半,其原因可能与老年人的外周 T_4 转化为 T_3

的量减少有关,同时与甲状腺分泌 T_3 的量减少亦有关系。

(2)甲状旁腺方面的变化:甲状旁腺腺泡主细胞分泌甲状旁腺激素(PTH),腺泡旁细胞分泌降钙素(CT)及维生素 D_3,这是调节骨、肾和肠道三个靶器官的钙运转过程的激素。血 Ca^{2+} 浓度降低,则 PTH 分泌增加,动员骨钙使血钙增多。PTH 还作用于肾,增高 25-(OH)D_3 及 1-α-羟化酶的活性,促使 1,25-(OH)$_2$$D_3$ 生成,从而增强肠道对钙的吸收,使血钙升高。PTH 受雌二醇影响,老年妇女雌二醇水平明显降低,对 PTH 的抑制减弱,因而表现为甲状旁腺的功能亢进。

(3)性激素方面的变化:女性雌二醇水平在 40~50 岁急剧下降,年轻妇女血清中雌二醇的含量为 61~437 ng/L,老年人可降低至 40 ng/L 以下,相当于年轻人的 1/8~1/4。男性睾酮含量在 50 岁开始下降,80 岁时下降至年轻人的 40%。

(4)胰岛素方面的变化:胰岛细胞随增龄而数量逐渐减少,胰岛素分泌下降,分泌延迟,以及胰岛素受体功能产生改变。体内血糖水平随年龄增长而逐渐升高,糖耐量试验也发生变化,这些都与胰岛细胞衰老有密切关系。由于老年人胰岛素受体的敏感性往往降低,容易导致胰岛素抵抗的发生。

7.泌尿系统

肾是尿生成的重要器官。每天约有 1 800 L 的血液流过肾,形成约 1.5 L 尿液。肾不仅可将体内的代谢废物和毒物排出体外,并且对调节体内水与电解质和维持血液的酸碱平衡都有很重要的作用。此外,肾还具有内分泌作用,可分泌重要的激素,如肾素、促红细胞生成素、前列腺素、1-25-二羟胆钙化醇,参与调节血压、红细胞的生成和钙的吸收。

肾的代偿功能很强,在肾功能受影响前,肾单位数量就已大大减少,残留肾单位可能发生代偿性肥大。老年肾的肾小球数量与大小呈负相关,故老年人肾功能能维持正常或接近正常。但若有肾动脉硬化导致血流量减少,则可加速肾功能减退。

老年人泌尿系统黏膜及腺体发生生理性萎缩,膀胱排空能力减退,膀胱经常处于膨胀状态,易使膀胱缺血。男性 55 岁以上均有不同程度的前列腺增生症,女性可因子宫脱垂而导致尿流障碍,加上泌尿道防御功能减退,可引起泌尿系统疾病。

老年人肾小球数量减少,重量减轻,通常情况下 50 岁前肾重量约为 270 g,60 岁时为 250 g,70 岁时为 230 g,至 80 岁可减至 190 g,肾小球数量减少 50%,肾实质中脂肪含量轻度增加,间质纤维化,肾包膜增厚,导致肾的重量减轻部分被掩盖。光镜下可见肾小球透明变性及基膜增厚,肾小管上皮也有萎缩变性。随年龄增加,肾小管容积减少,间质增多,肾功能减退。

40 岁以后肾脏血流量逐渐下降,90 岁的老年人肾血流量约为青年人的一半。

40岁以后肾小球滤过率每年平均降低1%,肾小管的浓缩功能差,尿比重下降,对酸碱负荷的反应迟钝。

尿道因纤维化而变坚硬,膀胱肌肉萎缩,有纤维组织出现,易发生膀胱憩室。膀胱容量减少,老年人的膀胱充满与排空皆不能充分,故老年人易夜间尿频。膀胱与尿道括约肌相应萎缩,往往表现为排尿困难与小便失禁。

8.生殖系统

老年人生殖系统方面的改变主要以萎缩为特征,组织器官变小、光滑,上皮变扁平,间质纤维化,血管减少,脂肪组织减少。女性乳房脂肪沉着,乳晕及乳头萎缩,外生殖器变小,分泌减少,阴道和黏膜变干及变苍白。阴道上皮萎缩,细胞缺乏糖原,pH值正常为4.5,老年时为6.44±0.49,宫颈萎缩,卵巢缩小变硬。男性睾丸萎缩并纤维化,生精上皮细胞减少,输精管基底膜增厚,管腔变窄。80岁以上老年人虽仍有精子,但其绝对数明显下降。附睾、精囊,前列腺上皮细胞丧失和出现萎缩性改变,阴茎退化。

妇女绝经后由于雌激素分泌减少,生殖器官逐渐萎缩,第二性征逐渐退化。男性血浆的睾酮浓度随增龄而下降,50岁以后开始出现性功能减退,并出现头痛、抑郁和不合群等更年期现象。

二、老年的病理特点

(一)老年精神心理状态较差

1.老年期的心理特点

随着机体的衰老,老年人一般都有不同程度的脑组织结构与功能的改变,如脑重量减轻、脑血流量减少、摄氧量下降、神经元萎缩、神经纤维再生能力减退、神经内分泌改变等,这些都可引起人体精神活动的变化。同时老年人身体各器官、组织也自然趋向衰老、功能减退,机体抵抗力下降、心理调节能力逐渐下降、躯体疾病增多,也影响着老年的精神活动,给老年人带来心理压力。进入老年期,老年人面临社会环境的各种变迁,自身生活条件的改变,常致适应不良,这将对老年人的心理产生很大的影响,形成了老年人独特的心理特点。

2.老年人常易出现的心理状态

(1)衰老感:岁月流逝,年龄增长,老年人越来越感到听觉不灵敏,视觉不清晰,吃东西不随心意,走路不听使唤,动作不灵活,记忆力减退,人易疲劳,处处均感到力不从心,既感到了衰老的侵袭,又害怕衰老的继续,为此焦虑、烦恼,对未来失去信心,显得忧心忡忡。

(2)怀疑、猜疑:一些老年人一旦患病就变得异常敏感,极力捕捉医护人员表情、语言中的细微变化,听到别人低声细语就与自己联系起来,怀疑自己的病情、治疗、预后。这种怀疑心理大多是一种自我消极暗示,因缺乏根据,常影响对客观事物的正确判断。有的患者疑虑重重,担心误诊,怕吃错了药、打错了针,担心万分之一的医疗差错或意外不幸降临在自己身上;有的凭自己一知半解的医学知识,推断药物的效果与疾病的转归;若严重偏执,将会出现病理性狂想。

3.老年人多有脑萎缩、神经元退行性改变

老年人随着年龄的增长,伴随着生理的改变,逐渐出现病理现象。如脑功能不全、脑萎缩,以及神经元的变性,可以是原发,也可以是继发。脑萎缩与神经元变性可独立存在,也可以伴有多系统的功能不全存在。在处理与治疗老年人的伤、病时,应注意脑萎缩与神经元的变性。

大脑萎缩、神经元变性可引起老年痴呆。临床表现:记忆障碍明显,近期记忆和瞬时记忆减退,告诉之事转身即忘,经常遗失东西。日常事情不能记忆,如刚吃过饭,硬说未吃。严重时连亲人姓名、自己年龄都不能说出。言语单调、重复、刻板,也可出现虚构、错构情况。定向障碍明显,不知道今天是几月几日,自己在何处。外出经常迷路,不知家在何方。思维和判断障碍,思维贫乏,概括、判断能力减退,分不清主次、抓不住重点,学习困难,注意力不集中,兴趣与工作效率下降,严重时连最简单的数字亦不会计算。情感障碍明显,性格改变,任性固执,易兴奋激动、焦虑急躁、猜疑嫉妒,也可有片断妄想。有的哭笑无常,生活懒散,不知整洁,行为异常,整天呆坐或无目的地离家外出,流落街头,常收拾废纸杂物视为珍宝。有时出现破坏性行为,如撕衣服、被单,毁物等。随着痴呆的加重,患者的自理能力逐渐完全丧失,不会吃饭、不会穿衣、不会走路、不知大小便、不知白天与黑夜,终日卧床不起,完全丧失生活能力,常因压疮、骨折、肺炎等继发性疾病或多器官功能衰竭而死亡。

4.老年人易患的精神疾病

(1)老年期忧郁症:由于衰老导致社会适应能力下降,常可因配偶丧亡、离异、退休、躯体疾病、伤残及社会地位改变、孤独等各种变化适应不良而产生忧郁症。早期症状可有躯体不适的主诉:如头痛、胃痛、失眠、早醒、食欲不佳、便秘等,患者常为此纠缠不休。有时出现疑心病,到处求医,唯恐身患绝症。继而可出现情绪低落,精神萎靡,不愿见人,食欲全无,体重明显下降。有的度日如年,自责自罪,消极厌世,甚至出现自杀意念或行为;有的表现为焦虑不安、唉声叹气、搓手顿足,严重时可出现撞头、咬手等自伤行为;有的可伴有罪恶妄想、疑病妄想、贫穷妄想等;有的呆滞少动、生活不能自理。对老年忧郁患者一般可给予适量的抗忧郁药物。若严重者可采用无抽搐电休克治疗,一般效果良好。多从生活方面关心帮助患者,尽可能满足患者的需求。让老年人倾诉内心不悦,并及时安慰鼓励,给予安排适宜的娱乐观赏节目,重点监护,预防意外发生。

(2)老年期偏执症:由于老年人感知功能方面的障碍,如视力减退、听力下降、认知功能、记忆和注意力的缺损等易产生猜疑和妄想。又面临社会地位改变、亲朋好友的疏远、经济收入减少等社会心理因素,易促使老年人偏执性格进一步强化。常见的妄想内容有迫害、嫉妒、被窃、贫困等,还伴有幻觉,以幻听为主,但并不固定。可适当进行疏导解释,并重视安排老年人生活内容,增加社交机会,解除环境带来的寂寞感。

(3)老年性谵妄:老年性谵妄主要是指老年人出现的急性意识模糊状态,常见原因与脑血液循环功能障碍、缺氧、中毒、感染、代谢障碍和外伤等因素有关。急性心理创伤亦可诱发本症。临床表现:定向障碍,搞不清时间、地点、人物,反应迟钝,表现迷茫,动作不连贯,有时出现双手摸索行为。亦可伴有恐怖、幻觉和错觉,惊恐反应或行为紊乱、兴奋吵闹。病情有晨轻夜重的特点。严重者可因脱水、电解质紊乱而衰竭死亡。治疗以去除病因为主,补充足够的营养和维生素,对极度兴奋躁动者,可给少量镇静药物,防止并发症。

(二)老年人对手术承受能力降低

外科手术对人体也是一种创伤,它对机体的伤害,必将对体内各器官系统造成各种影响,以至于产生不同程度的病理变化,使人体各器官系统间的平衡协调遭受干扰。老年患者对手术的反应与年轻患者基本相同,但承受力却不同。就老年人而言,由于其生理功能减退,且多有慢性病存在或多种慢性病并存,代偿适应力不及年轻人强,故手术并发症发生率高,死亡率亦较高,急症手术时尤为显著。

由于老年人的生理功能减退,又有多种慢性病存在,对外科手术的承受能力降低,所以我们在治疗老年外科病时,更要将全身状况全面考虑,严格掌握手术的适应证,积极开展各种综合治疗,密切监护,以减少和避免手术并发症的发生。

(三)老年人有多种慢性病存在

1.老年人躯体处在容易患病状态

随着年龄增长,由生理老化引起的功能降低是缓慢进行的,因而在日常生活中不易被察觉出来。老年人即便是健康的,其机体承受能力亦降低,在生活中几乎感觉不到任何不便,但一旦过劳、剧烈运动或是过度紧张就会出现各种功能障碍或失调。老年人机体内环境稳定性降低。在中、青年人中,诸如体温、渗透压、血糖、电解质等出现变化时也能因自身内稳态调节而保持正常。而老年人若有功能失衡,即使很小的波动也会产生异常反应。老年人对病原体防御的能力降低,因此极易受病原体感染。

2.慢性病威胁老年人的生命

随着机体的老化,老年人躯体处于容易患病状态,往往有多种慢性病存在。慢性病的存在影响老年人的健康和生活质量,也严重威胁着老年人的生命。由于遗传、环境等因素的影响,老年人所患疾病多种多样。一般来说,大多疾病的死亡率随患者年龄增长而增加,尤其是冠心病、脑卒中、恶性肿瘤,还有高血压病。

3.可患多种疾病

老年人有多种慢性疾病存在,这是我们很熟悉的事实。老年人受疾病影响而产生的病理、生理变化和症状与中、青年人不同,也是诊断和治疗老年人疾病的困难之处。各种病理状态和疾病有的互存因果关系,有的毫无关系,有的看起来似乎偶然同时出现,但实际是由共同的原因所引起,仅仅是我们对它们的发病原因不清楚。老年人将患何种病无法预料,正因为一人同时可患有几种疾病,常常需要有几种治疗方法;而有时几种治疗方法互相又有矛盾,因此治疗必须分清主次,解决主要矛盾。

4.治疗的特殊性

老年人对药物的反应与青年人不同。因年人由于肾功能、肝功能降低者多,药物的吸收、代谢与青年人不同。因此,药物剂量也不应与青年人相同。老年人、青年人即使体重相同,但往往老年人即使给予同等剂量也有过量的危险,而且可能由于肾脏排泄不良、药物成分易于蓄积,引起意外的副作用。老年人比青年人的药物副作用出现率高,当治疗过程中出现某种情况,难以判断区别是疾病本身的症状、合并症,还是药物的副作用时,有时必须将所有药物停用,经过观察后才能作出判断。

三、老年骨折的临床特点

(一)骨折的年龄分布特点

研究显示老年骨折以 70~79 岁为高发年龄段,其次是 60~69 岁年龄段,而 80~89 岁年龄段发病率反而是最低的,由此可以看出老年前期和老年期患者为骨折的高发人群,这说明随着年龄的增加,骨量的减少以及骨显微结构的异常改变虽然是骨折一个重要原因,但却并不是绝对的。老年前期和老年期老年人日常生活可以自理,活动范围相对较大,行为能力较强,因而受伤的概率相应增大,加之骨抗骨折能力的下降,所以此年龄段骨折的发病率高便可以理解。而80岁以上的老年人,其外出活动减少是骨折发病率下降的最主要的原因,同时此年龄段骨矿物质含量轻度回升也可能是骨折发病率下降的一个因素。

(二)骨折的性别分布特点

虽然从总体来说,老年男性骨折患者的发病总数高于女性,但是女性患者在每个年龄段的骨折发病率却都明显高于男性,说明女性患者在绝经后由于体内代谢的改变而骨矿物质含量的丢失加速,破骨细胞的数量和作用大于成骨细胞,从而使骨显微结构变得异常,这种不利的结果可直接导致骨折的易发。

(三)骨折发生的特点

1.骨折的原因

与年轻人不同,老年人骨折由暴力所致的比例较小,多为轻微外伤所致,有时甚至找不到任何受伤的原因,弯腰即可引起椎体的压缩性骨折。老年人骨折最多的主诉原因就是跌倒。

2.骨折好发部位

老年骨折好发于近关节部位,约占全部骨折的63.97%,其中又以髋部、胸腰椎、桡骨远端骨折等最为常见。这是因为以上部位多为松质骨,坚固性差,老年人这些部位骨量的丢失较密质骨丢失得多而且快,年龄的增长使自身肌肉收缩力量减小将导致骨纵向应力减弱,从而使骨小梁的坚固性也随之同步下降,发生应力缺失性骨萎缩。

3.骨折形态

由于骨质疏松的存在,老年骨折易呈粉碎性,由肌腱附着的骨常呈撕脱碎块。如老年性的肱骨近端骨折及股骨转子间骨折常常可以形成四部分骨折。在X线片上,老年骨折基本表现为骨小梁纤细、减少,骨皮质变薄和骨密度减低,较多较早见于胸、腰椎,椎体沿应力线的方向呈不规则的纵行条纹状改变,如栅栏状。发生骨折后往往是多个脊柱椎体呈前窄后宽的楔形变,亦有呈双凹鱼尾状和扁平状压缩。在髋部则可见到股骨颈上端的骨小梁形成弓形交叉的网状改变,造成骨折时往往以头下型和转子间粉碎骨折为多见。桡骨远端骨折以粉碎性多见,但错位却较年轻人轻微。

4.易发生再骨折

在始发骨折与再发骨折部位的关系研究中发现,老年人一旦有骨折发生,全身各处骨骼的再骨折危险性增加20%~30%,而且这种相关骨折危险性在男性更明显。老年人在发生一次骨折之后会比以前更加谨慎以避免骨折的再次发生,但此举却同时带来了一些弊端。以髋部骨折为例,许多老年人会刻意地去减少患侧腿的活动,而不经意地将负担转移到了健侧腿,如此不仅患侧腿的功能得不到锻炼,而且增加了健侧腿骨折的概率。因此,一次骨折愈合后的康复治疗重点应放在以下四个方面:①对老年人进行正确的康复教育;②积极有效的功能锻炼;②针对骨质疏松的治疗,以增加骨密度;④改善老年人生活环境,尽可能避免例如跌倒等骨折危险因素的出现。

(四)骨折治疗特点

1.及早复位,增强固定

一般来说,老年骨折多为粉碎性骨折,因此良好的复位和取得坚强的固定都并非易事。尽管有人提出,坚硬钢板固定所形成的强大应力遮挡会使固定后期固定段板下缺少足够的应力刺激,从而激发或加重固定段的骨质疏松,但这一说法仍然存在争议。而且,骨折部的旋转力以及剪切力显然不利于骨折愈合,而固定物容易松动是老年骨折固定的主要问题。当然,影响固定强度的因素除了骨质之外,还有固定类型、固定器械大小、器械种类、固定部位等。也有研究表明,在老年骨折中,增大固定钉的直径、加深固定深度对固定强度的影响甚微。增强固定是历年来人们研究老年骨折内固定治疗的主要课题,其研究方向包括设计各种类型的内固定器材,增强抗拔出力及骨折端的压、应力以及骨水泥的改建研究,增强内固定器材与骨组织的黏附力等。

2.早期活动

目的是让有效应力刺激骨折部,促进愈合。在一项对老年性粗隆间骨折患者取骨折端标本进行的临床研究中,一组患者术后1周下地部分负重行走,术后6周完全负重行走,直至术后2~3个月拆除外固定架,其结果与术后2~3个月一直拒绝负重行走的患者(无应力刺激组)相比较,早期(1~2周)骨形成和骨吸收同时活跃,两组无大差别。但2~3个月后(骨痂塑形改造期),骨痂标本示有效应力刺激组骨折部骨吸收陷窝内胶原纤维形成良好,互相平行,成束状排列,与骨小梁长轴方向一致。而在无应力刺激组,骨折部破骨细胞性骨吸收异常活跃,骨重建滞留于骨吸收向骨形成转换期。

3.综合性治疗

老年骨折与其他骨折相比处理上有其特点,大多数患者骨折前已患有不同程度的骨质疏松症,所以我们在治疗骨折的同时,应该兼顾对骨质疏松的改善治疗。有学者在治疗髋部骨折时将 60 例患者分成 A、B 两组,严格按统计学标准排除年龄、性别、骨折类型、骨质疏松 Singh 分度及骨科治疗方法上的差异,A 组患者单纯给予骨科牵引或手术治疗,B 组患者除此外,同时给以抗骨质疏松症治疗,两组患者保守牵引方式、手术适应证及手术方式选择均相同。抗骨质疏松症治疗包括应用雌激素、降钙素,补钙及维生素 D,中药治疗,物理治疗及康复运动治疗。对两组患者随诊 2~20 个月,并进行了疗效评定,结果显示 A 组优良率为 74%,而 B 组为 95%。而且,A 组的并发症如人工股骨头置换术后下沉、一段时间后对侧髋部骨折以及骨折延迟愈合或不愈合的发病率比 B 组高。

(五)骨折愈合特点

1.与骨质疏松密切相关

老年骨折大多数为骨质疏松性骨折,因此其骨折愈合特点与骨质疏松的特点有关。骨质疏松导致骨量减少、微细结构退变、脆性增加和骨折的危险性增加。目前有关骨质疏松性骨折愈合的人体实验较少,一些结果均是通过动物实验获得的。骨质疏松性骨折的愈合过程与正常骨骼一样,但愈合时间更长。这种愈合时间的延长,不是因为骨诱导的缺乏,而是骨生成基质减少的缘故。细胞基质相互作用的异常导致了骨折的延迟愈合。有实验表明,伤后 6 周时正常骨和骨质疏松性骨折在骨痂的形成和膜内化骨上没有显著性差异;12 周时正常骨骨折处皮质骨的骨内膜与板层骨并行相连,而骨质疏松性骨折处的皮质骨表面可见成簇的破骨细胞并带有吸收陷窝,皮质骨内膜上新形成的板层骨较少。因此,骨质疏松并不影响骨折的早期愈合过程,但在骨愈合的晚期,骨的吸收仍较旺盛,骨矿化较少,胶原纤维形成不足,骨痂成熟及骨形成迟缓。

2.形态学特征

①板层骨形成迟缓;②胶原排列紊乱;③破骨细胞活跃;④软骨性骨痂发育为成熟骨痂迟缓;⑤骨痂质量差。

3.老年人与青壮年的骨折愈合时间比较

老年人骨折的康复过程同青壮年一样,但在时间上比较长,进度上比较缓慢。不同的是,老年人骨折康复治疗时应该同时针对骨质疏松进行治疗,这样不仅可以加强内固定强度,而且可以预防再次骨折。而康复治疗的特点在于强调除药物治疗外的运动疗法及良好的生活方式。运动对骨量影响的机制较为复杂,据报道可能与以下几个方面有关:运动可以提高血清的激素水平;运动可以促钙离子在骨组织的沉淀,提高全身骨骼的应力刺激,降低绝经后妇女血中甲状旁腺激素水平;运动时充足的日照还可以促进肠道对钙、磷的吸收。

四、老年骨折的诊治难点

1.一般难点

(1)不易问清病史:由于老年人记忆力衰退,常难以准确描述出跌倒或骨折发生时的具体情况,有的甚至不记得曾经发生过跌倒或其他可以导致骨折的经历。又由于反应迟钝,老年人不易觉察自身疾病,有时即使发生了较为严重的骨折也毫无感觉。另外,老年人由于经常担心健康状况变差或家庭不能满足其要求而主诉过于杂乱,类似神经症,使人难以掌握真实病史。

(2)常多病共存:进入老年期后,各脏器系统相继发生病变,患病时常为几种病变共存,通常称为多发病变,常常在发生骨折之前本身已经有其他系统的疾病,因此临床表现复杂,既可以一病多症,也可以一症多病。据资料统计,住院老年人中同时有三四种重要疾病者占50%以上,如心脑血管疾病、糖尿病、神经系统疾病、呼吸功能及肾功能障碍等,增加了治疗难度和并发症的发生率。心脑血管疾病最应该引起骨科医生的重视,半年之内发生过脑血管病者为手术禁忌证,手术将加重脑血管病,甚至导致患者死亡;半年至一年为手术相对禁忌证;一年以上者手术危险性将大大降低。糖尿病将增加术后感染的机会,术前、术后必须严格控制血糖和尿糖。有呼吸系统疾病者,应采取相应措施,防止其肺部感染。其他系统疾病也应采取相应治疗措施。高龄患者如合并多系统疾病,其病死率将显著增加。

(3)表现常不典型:老年人患病与青壮年比较,骨折后症状和体征常不典型,往往自觉症状轻而实际病情重。这与老年人的衰老、感受性降低、反应迟钝、免疫功能低下等有关。

(4)容易发生意识障碍:老年人骨折后由于创伤、感染、出血等现象,以及糖尿病、电解质紊乱、脱水等情况,容易出现意识障碍。对青年人来说不成问题的发热、腹泻等也可能引起老年人意识障碍。有时坏死组织吸收也是老年人意识障碍的原因,如大面积的压疮、血肿等。

(5)容易发生水、电解质紊乱:老年人的脏器和组织重量减少,呈萎缩状态,代谢组织较青年人平均减少10%。固体成分和细胞内液量的总和称为体细胞量,在老年人中其绝对量明显减少,占体重的比例也明显减少。因而有时即使不良症状轻微,也会引起水、电解质的紊乱。脱水必然导致水、电解质的紊乱,因此老年人经常发生低钠血症和低钾血症,由于脱水原因不同,偶有高血钾或高血钙等症。水、电解质紊乱发生的同时,常有酸碱平衡失调,其发生率高于青年人且发展迅速,往往难以治疗。此外老年人往往有慢性肺部疾患,故易发生呼吸功能衰竭。如此时吸入高浓度氧气、服用镇静和镇痛等中枢抑制药,或进行全身麻醉及经受手术的创伤等,易进入

CO_2麻醉状态,引起嗜睡、谵妄、昏迷、扑翼样震颤和肌阵挛等不随意运动。

2.专科治疗难点

(1)复位难点:一般来说,老年骨折以粉碎性多见,所以常常会发生骨折后小骨片的缺损,这样容易导致复位后骨折的再次移位,给治疗带来不小的难度。以桡骨远端骨折为例,虽然绝大多数此类骨折可以通过手法复位和石膏及小夹板固定而获得满意的结果,但复位后骨折对位和对线的维持也是一件非常困难的事情,因为背侧骨缺损经常会导致骨折端的再次移位发生。因此,固定期间应该多次复查,调整位置,如固定期间发生明显移位应改为外固定架或内固定治疗。

(2)手术难点:老年骨折大多数为骨质疏松性骨折,这使得手术内植物的固定强度比较弱。骨质量对于骨折固定强度有非常重要的影响。相对于正常骨,骨质疏松骨的力学把持力较差,因此,固定骨折时易发生爆裂骨折,骨折固定后负重时易发生微骨折或再骨折。由于骨小梁的数量较少,海绵状骨的早期固定常不满意,而基质的钙化不全又进一步妨碍早期固定。骨质疏松使固定的强度及骨痂愈合的质量相对较差,固定时间延长,负重时间延迟;另外人工假体的植入也易发生松动而导致失败。

基于骨质疏松对老年骨折和骨折愈合的影响以及骨质疏松对内固定强度的影响,我们有必要强调:①在老年骨折诊疗计划中,要充分认识到骨质疏松在老年骨折愈合过程中的影响;②从生物力学角度深入研究对老年骨折进行内固定时所需的特殊设计及材料;③对老年性骨折治疗时采用骨质固定与促进骨质生长、骨钙沉积、骨质形成的药物相结合,同时强化这方面药物及治疗的研究。

(3)并发症:老年人手术创伤后机体代偿功能和免疫功能低下,易发生各种并发症,尤其是在术后三周内,感染性并发症十分常见。例如术后早期有脂肪栓塞综合征、肺炎、尿路感染,后期还有压疮、静脉血栓形成。因此在骨折的治疗过程中应密切注意并防止并发症的出现,因有时骨折治疗并不是主要问题,而各种并发症的预防和处理却是治疗的重要内容,可以直接影响患者的治疗预后,术后并发症是老年骨折高死亡率的主要原因之一。

第二章　老年骨折的中医药治疗

第一节　老年骨折的中医病机

一、肾与老年骨折

肾藏精、生髓、主骨、通脑,为先天之本,是人体内的重要脏器。《素问·六节藏象论》说:"肾者……精之处也,其华在发,其充在骨。"《素问·阴阳应象大论》说:"肾生骨髓……在体为骨。"这说明肾有藏精、生髓和主骨的功能。若肾气不足或功能失常,则对人的生长发育和骨骼有重要影响,可出现发育障碍、骨骼先天变异和筋骨痿软等症。肾髓充则骨髓生化有源,则骨得髓充养而强壮有力,脑得髓而技巧灵活;反之,肾精不足,则肾髓、脑髓不足,骨不得髓充养,髓海空虚而出现骨痿或腰腿痛证候。肾精足,则骨髓生化有源,骨骼得骨髓滋养而坚固有力。若肾精虚少,骨髓化生不足,不能营养骨骼,便会出现腿足痿弱而行动不便,骨质脆弱,甚至骨折。《黄帝内经》指出老年人衰老本质的原因是肾气虚衰,老年人常见腰背痛,腰膝酸软,驼背畸形,脊柱侧弯,不耐劳累,四肢乏力等肾虚症状,乃肾虚精少,骨髓的化源不足,不能营养骨骼所致,并导致髓虚骨枯。因此与成年人相比,老年人更容易发生骨折,造成骨折的暴力也小得多。故认为老年骨折,肾气衰为其根本。中医学还认为,腰为肾之府。《诸病源候论》说:"肾主腰脚。"《古今医鉴》说:"夫腰者,肾之外候,一身所恃以转移阖辟者也。盖诸经皆贯于肾而络于腰脊,肾气一虚,腰必痛矣。"《景岳全书》说:"凡病腰痛者,多由真阴之不足,最宜以培补肾气为主。"《医林绳墨》说:"腰痛之症,因于劳损而肾虚者,甚多。"这说明多数腰腿痛疾患与肾的精气不足有关,故在慢性腰痛或劳损治疗中,应注意补肾。

二、肝与老年骨折

中医学认为,肝藏血,主筋,主疏泄。《素问·五脏生成》说:"肝之合筋也,其荣爪也。"《素问·六节藏象论》说:"肝者,其华在爪,其充在筋。"说明肝与筋的关系非常密切。肝为血海,具有藏血的功能。《灵枢·本神》说:"肝藏血。"《素问·五脏生成》说:"故人卧血归于肝……足受血而能步,掌受血而能握,指受血而能摄。"若肝血不足,调藏失司,则筋失所养,可出现筋肉痿弱或拘挛、麻木、关节屈伸不利等症。故中医学认为,大凡损伤之症,必气血凝滞或恶血留内,不分何经之伤,从其所属,必归于肝。老年骨折与肝密切相关。由于肝肾同源,分主筋骨,筋骨相连,故在筋骨损伤中,虽伤损气血、经络,必累肝肾。伤筋必动骨,损骨必伤筋,"肝主筋",内伤于肝,必影响肝肾荣筋、生筋的生理功能。肝主藏血,且具有贮藏血液和调节血量的功能,凡跌打损伤之证,而又恶血留内时,从其属,必归于肝。而骨的营养与血液密切相关。若肝气虚,则筋失温煦,骨不能动。若肝阴虚不能淫血于筋,筋失所养,骨痿软而无力;筋弱则骨痿,使骨折更易发生且不易愈合。因此,在辨证施治中,多肝肾、气血同治为宜,只是主次有异而已。颅脑和脊髓损伤,也多与肝肾密切相关,故在治疗时也应从肝肾着手。可见,肝与损伤、疼痛有着十分密切的关系。

三、脾、胃与老年骨折

脾为后天之本,是气血生化之源,具有运化、受纳水谷、输布精气,统血,主肌肉、四肢的功能。《素问·阴阳应象大论》说:"脾生肉……在体为肉。"《素问·太阴阳明论》说:"四支皆禀气于胃,而不得至经,必因于脾,乃得禀也。今脾病不能为胃行其津液,四支不得禀水谷气,气日以衰,脉道不利,筋骨肌肉皆无气以生,故不用焉。"这说明脾胃功能与四肢肌肉有重要关系,因此,在肌肉损伤中,应特别注意脾胃调理,多采用和营止痛、调营活络等治法。由于脾是气血生化之源,故在损伤后期治疗中,凡有气血或脾胃虚弱、出血性疾患者,应重视调补脾胃、健脾摄血的治疗。脾胃二脏与肾关系密切,肾为先天之本,脾为后天之本,主四肢,养百骸,肾精依赖脾精滋养才能源源不断得以补充,老年人脾胃虚弱,运化乏力,先天之精无后天之精的充养,肾精乏源或肾精亏虚,骨骼失养,势必精亏髓空而百骸痿废,必致骨质疏松的发生,还易致骨折的发生。

四、心、肺与老年骨折

心主血,肺主气,气血的正常运行有赖于心肺功能健旺。心肺调和则气血得以正常循环输布,发挥其温煦、濡润的作用,筋骨损伤才能得到修复。若心肺气不足,不但会影响呼吸功能,气血也易发生瘀滞,对伤病恢复不利。因此老年人骨折后,因损伤后出血过多,血液不足而心血虚损时,心气也会随之不足,出现心悸、胸闷、眩晕等症。故在伤病治疗中有心肺气不足者,也应及时补益心肺之气。当损伤严重,"亡血"时,宜在补血、补液的基础上,大补其心肺之气,能收到益气摄血之功。

五、气血、津液与老年骨折

气血是人体生命活动的物质基础。中医学认为,气是指构成人体、维持生命活动的精微物质和脏腑组织的生理功能,包括先天之元气、后天水谷之气等,具有温煦肢体、推动脏腑运行等作用。血是指水谷精气所化生、行于脉中的液体,血随气循行全身,周流不息,具有内注五脏六腑、外营四肢百骸、濡养全身的作用。气为血帅,血为气母,气血之间是相辅相成、相互依附的关系。故一旦机体损伤,必内伤气血,而引起气血病变。《素问·阴阳应象大论》说:"气伤痛,形伤肿。故先痛而后肿者,气伤形也;先肿而后痛者,形伤气也。"这说明气血损伤与损伤肿痛有重要关系。一切损伤,都可气血俱伤,只是有主次、轻重和时间先后之分。

老年人肾精不足,可致阴亏血少,血失流畅,脉道涩滞以致血瘀。血液运行有赖肾精元气的气化推动。在气血损伤病机中,中医学还认为,伤气则气滞,气滞能使血凝;伤血则血凝,血凝能阻气行。若损伤恶血住留筋络、骨节、肌肉,可发生瘀结粘连、关节不得屈伸。若瘀血留于胸腹脏腑或日久结而不散,则可发生瘀血攻心、胸膈胀闷或腹内癥瘕积聚等症状。若创伤失血严重,则可发生血液亏虚或气随血脱等亡血危症,如抢救不力,常可危及生命。外伤肿胀,阻碍气血运行,正如"肢体损于外,则气血伤于内"所述;全身气滞血瘀,又影响骨折愈合。

津液在生理上与气血关系十分密切,在病理上亦常相互影响。如严重损伤失血过多,可出现口渴、烦躁、皮肤干燥、尿少等津液亏耗等症。伤后瘀血内聚,郁而生热,邪热可灼伤津液,也会出现口咽干燥、大便秘结、小便短少等症。重伤或老年久病患者,由于长期卧床,气血虚弱,易严重伤津耗液,出现消瘦,舌质红燥、苔少或光剥,脉弦、细数无力等阴虚症状。这些情况,在老年人骨折的治疗过程中,有时候甚至比治疗骨折本身更重要。因此了解气血、津液与老年人骨折之间的关系十分重要。

第二节 内治法

一、治疗原则

损伤发生的过程,一般分为初、中、后三个时期。初期一般为伤后的 1~2 周,由于血瘀气滞,须消瘀退肿。伤后 3~6 周为中期,中期虽损伤症状有所改善,肿胀瘀阻渐趋消退,疼痛减轻,但瘀阻虽消而未尽,仍应以活血化瘀,和营生新,濡养筋骨为主。伤后 7 周及以上为后期,后期瘀肿已消,但筋骨尚未坚实,功能尚未恢复,应以坚骨壮筋,补养气血为主。治疗须以三期分治的方法作为理论指导,必须以四诊八纲为据,贯穿八纲辨证、脏腑辨证、卫气营血辨证的内容,查其所伤上、中、下部位、轻重深浅、经络气血多少之殊,伤者年龄、体质强弱、病程长短等,进行早、中、后三期辨证论治,以调和、疏通气血、强筋壮骨为主要目的。但临证时,三期的划分没有绝对的界限,必须结合患者的体质及损伤的情况辨证施治。在三期论治中,需要注意骨伤疾病的特点是暴力致皮肉筋骨组织受损,则伤经络、气血、脏腑,与其他科疾患有别。故一切跌打损伤之证,专从血论,须先辨其伤损程度、瘀血或亡血情况,给予辨证施治,"恶血必归于肝"、"肝主筋、肾主骨"以及"客者除之、劳者温之、结者散之、留者攻之、燥者濡之"等骨伤科基本理论,临床应用可以归纳为下、消、清、开、和、续、补、舒等内治方法。

损伤初期常见瘀血内停,气滞血瘀,或亡血伤气等证,"不通则痛",无论气滞还是血瘀,都能引起疼痛,治瘀宜采用下法、消法或破法等。但老年人骨折以肾气亏虚为主,多合并气血亏虚等证,治疗上不宜单纯或应慎用破法。在骨折初期,常用攻下逐瘀法、行气消瘀法、清热凉血法等。但老年患者常素体虚弱,治疗上常需变通,不宜攻下者可润肠、养血、通便、缓下,常用当归、生首乌、杏仁、桃红、郁李仁之类;不宜行气消瘀者,可用王好古之法:四物汤加穿山甲[①],适当加理气药物。清热凉血有寒凉太过之虑,所以一般宜与消瘀和营合用。对出血太多的危证,应该补气摄血,用独参汤、参附汤、当归补血汤,并选用止血药,如仙鹤草、大蓟、小蓟、白及、白茅根、地榆等,还需输血、输液以补充血容量。开窍活血对因浮阳外脱而致神志不清的脱证忌用,需用补气固脱回阳之法,急用独参汤灌之,可用参附汤合生脉散加当归、黄芪等回阳救逆,并及时找出损伤原因,做相应处理,则更为有效。

损伤中期以和法为主,此时经过初期治疗,损伤诸症消退,疼痛减轻,瘀血渐消,急症得缓,却未尽。而老年体虚,筋骨已正或连接,但未坚实,气机未畅,血脉未和,接骨续筋效差,应取和营止痛,接骨续筋,兼以调补气血肝肾之法,如用当归、熟地黄、黄芪、何首乌、鹿角胶等;或加强壮筋骨药物,如续断、补骨脂、骨碎补、煅狗骨、煅自然铜等。从而达到祛瘀生新、接骨续筋、祛风通络、活血舒筋的目的。

后期治法以补法为主,因为老年骨折其本在肾虚,标为血瘀。"缓则治本",后期治疗当以补肾虚为主。且久伤多虚,损伤日久,长期卧床,加肝脾虚弱,正气必虚,根据"虚则补之,损则益之"的原则,损伤后期,调治脏腑经络功能,补益气血,加速损伤的恢复极为重要。损伤后期虚者多呈现气血亏虚,肝肾不足,脾胃气虚,因此根据其不同的证候采用补气养血、补养脾胃、补益肝肾、强筋健骨等方法。损伤气虚为主,

---

① 穿山甲为国家保护动物,现多用其他药物代替。

用四君子汤;损伤血虚为主,用四物汤;气血双补用八珍或十全大补汤。气虚者,如元气虚常投以扶阳药,补肾中阳气,方选参附汤;中气虚,方用术附汤;卫气虚用芪附汤;如脾胃气虚可选用参苓白术散;中气下陷用补中益气汤。若气血虚损,创口日久不愈,脓液未尽,补益气血需与清热解毒法并用,以扶助正气,托毒外出,可在补养气血的基础上合用五味消毒饮、透脓散。对损伤大出血而引起的血脱者,补益气血法要及早使用,以防气随血脱,方选当归补血汤,重用黄芪。由于脾虚气弱,运化失司,常出现食欲缺乏,可在健脾补气方药中佐以砂仁、陈皮、佛手、鸡内金等理气消导之品。阴虚内热肝阳上亢者,忌用偏于辛温的补血药。此外,若跌扑损伤而瘀血未尽,体虚不任攻伐者,于补虚之中仍需酌用祛瘀药,以防留邪损正,积瘀为患。肾阴虚用四物汤合左归丸;肾阳虚用四物汤合右归丸;筋骨痿软、疲乏衰弱者用健步虎潜丸、壮筋续骨丹等。阴虚火旺可用知柏地黄汤加味或大补阴丸,滋阴降火。肾阳虚用金匮肾气丸。若气阴两虚可用六味地黄汤合四君子汤或补中益气汤。在补益肝肾法中参以补气养血药,可增强养肝益肾的功效,加速损伤筋骨的康复。

多数老年骨折的患者在伤前即存在多个系统功能的衰退,合并多种内科疾病。就其病理基础来说,老年骨折患者多以虚证为主。在骨断筋伤、血瘀气滞的基础上,多虚、多瘀、多痰是老年骨折患者的基本病机特点,治疗上纯攻纯补均不适宜。根据其病机特点,通补兼施是治疗老年病的基本原则。多脏受损、多疾并存,是老年骨折患者的另一病机特点。骨折可能导致脏腑功能进一步衰退,脏腑功能的衰退也可能制约骨折的治疗。故治疗要着眼于整体,调节脏腑功能。在临床治疗上,应强调老年骨折往往是多脏受损、整体功能失常的外在表现,既要抓住骨折的主要矛盾,又不能忽视整体。这一点,与西医学上强调早期稳定骨折,又注重预防各系统的并发症、强调多学科合作治疗的观点是一致的。老年骨折患者个体差异大,治疗必须因人而异,辨证施治。

遵循老年骨折患者的治疗原则,在施治的过程中还应注意以下几点。

(一)年高体虚,首顾胃气

脾为后天之本,是气血生化之源,具有运化、受纳水谷,输布精气,统血,主肌肉、四肢的功能。《养老奉亲书》认为:"脾胃者,五脏之宗也,"而老年人"肠胃虚薄,不能消纳,故成疾患"。所以调理脾胃,乃"养老人之大要也"。但因老年人体虚,运化力弱,故调脾胃之法,不可呆补,呆补易滞。单以甘温补益,或以清淡滋润均不适宜,应当补中寓消,补中寓通,补中寓运,以轻剂调拨气机,方可使脾升胃降,运化正常。

(二)正虚邪实,通补共施

老年骨折患者,精血耗竭,五脏衰弱,六淫易乘虚侵入,神气浮弱,气血运行障碍,易生痰浊或血阻成瘀等病理产物。故易出现虚实夹杂之证。老年人之痰浊、血瘀、六淫之邪,又易相互影响,易于化热,使病机愈复杂,病情愈加严重。单纯祛邪恐伤正,扶正又虑碍邪。治疗上应扶正祛邪,通补兼施或疏益共进。不能因为年老体虚,一味进补,致邪恋于内,留着难解,遗患无穷。

(三)有故无殒,当下则下

老年患者之攻邪,应遵循"中病即止"的原则,不可妄加攻伐,过伤正气。虽老年骨折患者治疗以补为主,但攻邪之法也不可偏废。《中藏经》云:"其本实者,得宜通之性,必延其寿。"《黄帝内经》说"年长者求之于府",即通降腑气之用。正如在临床上看到,骨折初期的老年患者,常伴有便秘的实证。但使用润肠通便法使大便通畅后,则不能继续使用下法通便,否则可能引起便溏,甚至电解质紊乱等严重情况,损伤脾胃,使身体更加虚弱,给治疗造成困难。

(四)元气大伤,带病延年

对于老年骨折患者,如无手术禁忌,一般强调稳定的内固定,早期的功能锻炼,以维持心肺功能,降低并发症发生率。但对于一些超高龄骨折患者,或合并多种疾患,伤前身体已极度虚弱,若贸然攻病,进行手术治疗,可能加速患者的死亡。正如朱丹溪在《养老论》中说:"人生至六十、七十以后,精血俱耗""而况人身之阴难成易亏,六七十后阴不足以配阳,孤阳几欲飞越"。故对老年骨折患者且元气大亏者,不可贸然攻病,应权衡利弊,在延续患者生命的前提下治疗骨折,遵朱丹溪《张子和攻击注论》所云:"攻击宜详审,正气须保护。"着重扶正气、固本元,提高患者的生活质量,而非进一步加重患者损伤,以免增高死亡率。这一点类似于西医的姑息疗法。

(五)阴阳双亏,温润并行

基于阴阳相互转化的原理,治疗当宗张景岳所云:"善补阳者必于阴中求阳,则阳得阴助而生化无穷;善补阴者,必于阴中求阳,则阴得阳升而泉源不竭。"老年病的发生与阳明脉衰、下元肾虚有关。老年人适逢七七八八之会,肾气虚衰,天癸数尽,故尤多疾患。治疗当扶阳滋阴并重。

二、常用治法

1.初期治法

有攻下逐瘀法、行气消瘀法、清热凉血法、开窍活血法等。

(1)攻下逐瘀法:本法适用于损伤初期,有恶血留内(没有活动性出血征兆)、大便不通,腹胀拒按,舌红苔黄,脉洪大而数的体实患者。临床多应用于骨盆骨折,股骨中上段骨折,胸、腰、腹部损伤蓄瘀而致阳明腑实证,常用方剂有大成汤、桃核承气汤、鸡鸣散加减等。攻下逐瘀法属下法,常用苦寒泻下药以攻逐瘀血,通泄大便,排除积滞。由于药效峻猛,对年老体弱、气血虚衰、骨折后失血过多者,应当禁用或慎用该法,而宜采用润下通便或攻补兼施的方法,方剂可选用润肠汤加减。

(2)行气消瘀法:适用于损伤初期气滞血瘀、局部肿痛,无里实热证,或有某种禁忌而不能猛攻急下者。其治则宜活血化瘀、行气止痛,根据损伤部位和证候不同,选用以不同方剂加减治之:四肢损伤者,宜选用桃红四物汤加减;胸肋部伤(含肋骨骨折,血、气胸)者,宜选用血府逐瘀汤加减;腹部损伤者,宜选用膈下逐瘀汤加减方;头部内伤者,颅脑严重损伤、昏迷不醒者宜速送脑外科诊治。骨轻度损伤或脑震荡有晕厥者,可用开窍通关法和活血消瘀通窍法治之,宜选用苏合香丸、颅内消瘀汤。临证可根据损伤的不同,或重于活血化瘀,或重于行气止痛,或活血行气并重。行气消瘀法属于消法,具有消散瘀血的作用。行气消瘀方剂一般并不峻猛,如需逐瘀通下,可与攻下药配合。对于素体虚弱或年老体虚、妊娠产后、月经期间、幼儿等不宜猛攻破散者,可遵王好古"虚人不宜下者,宜四物汤加穿山甲"之法治之。

(3)清热凉血法:本法包括清热解毒与凉血止血两法。适用于损伤初期,跌仆损伤后,皮肉筋骨受损,热毒蕴结于内,引起血液错经妄行,或创伤化脓感染等证,邪毒侵袭、火毒内攻等证。临床见局部有明显红肿热痛,患者发热、口渴、舌质红、苔黄、脉浮数。凡有开放性创伤有感染,或局部红肿热痛明显者或围手术期的早期治疗,宜用五味消毒饮加减方。创伤红肿热痛、热毒内陷营血,出现高热、神昏谵语、创伤出血感染、舌质红苔黄、脉弦紧或细数者,宜用清营汤加减方。创伤出血感染者可服用羚玉散以息风镇痉。创伤后有活动性出血者,应尽快明确出血部位和原因,除采用加压急救止血外,对有脏器或大血管出血重者,除积极防止失血性休克同时,应进行必要的手术止血,而不宜大剂量用凉血止血药物。一般的创伤出血者,则可辨证使用十灰散加减方、四生丸、小蓟饮子、犀角地黄汤等,以清热凉血止血、解毒化瘀。清热凉血法属清法,药性寒凉,需量人虚实而用,凡身体壮实之人患实热之证可予以清热凉血。但对于老年骨折患者,身体素虚,脏腑虚寒,饮食素少,肠胃虚滑,均慎用。应用本法应注意防止寒凉太过。在治疗一般出血不多的疾病时,常与消瘀和营之药同用。如出血太多时须辅以补气摄血之法,以防气随血脱,可选独参汤、当归补血汤。必要时需结合输血、补液等疗法。

(4)开窍活血、安神镇惊法:安神镇惊法主要用于伤后患者惊恐、心神不安、夜寐不宁,宜服用安神丹。开窍活血法是用活血化瘀、辛香开窍、镇心安神的药物,治疗外伤后气血逆乱、气滞血瘀、瘀血攻心、神昏窍闭等危重证的一种急救方法。适用于头部损伤或跌打重证致神志昏迷者,但一般不单独应用,应结合现代医学,积极抗休克、适当补液,必要时进行外科手术,方能发挥其真正的疗效。神志昏迷之闭证是实证,治宜开窍活血、镇心安神;脱证是虚证,是伤后元阳衰微、浮阳外脱的表现,治宜固脱,如独参汤,忌用开窍。头部损伤等重证,若在晕厥期,主要表现为人事不省,常用方剂有苏合香丸、夺命丹、黎洞丸、三黄宝蜡丸、苏气汤等。复苏期表现为眩晕嗜睡、胸闷恶心,需息风宁神佐以化瘀祛浊,方用羚角钩藤汤或桃仁四物汤加减。临证化瘀可选三七、郁金;息风可选用天麻、石决明、蔓荆子;去浊可加茅根、木通;宁神可加石菖蒲、远志;降逆可加半夏、生姜等。恢复期表现为心神不宁、眩晕头痛,宜养心安神、平肝息风,用镇肝息风汤合吴茱萸汤加减。

(5)补摄气血法:主要适用于创伤出血较多,有气脱亡血之征兆的伤者。对于老年患者,尤应看重补气摄血法的应用。因老年患者肾气不足,身体机能逐渐衰退,常存在贫血、低蛋白血症、电解质紊乱等情况,加之创伤出血,使气血不足之虚证状态。其症见面色苍白、出冷汗、四肢发凉、心烦口渴、神疲眩晕或人事不省,脉细数无力或芤脉者,此时,宜选用独参汤、当归补血汤、生脉散、参附汤等。如气血亏虚严重者,此时应中西医结合,使用中药的同时,输血、补充人血白蛋白等综合性手段,以扶正为主,保证患者生命安全,降低病死率。

2.中期治法

损伤诸证经过初期治疗,肿胀消退,疼痛缓解,但损伤部位仍有气血凝滞。皮肉筋骨损伤,瘀肿虽消而未尽,断骨虽连而未坚。此期宜根据损伤的部位、筋骨气血经络受伤程度和局部肿痛症状进行辨证论治。其重点是以舒筋活血、和营止痛、祛瘀生新和续筋接骨为主。即活血化瘀的同时加补益气血药物,如当归、熟地、黄芪、何首乌、鹿角胶等;或加强壮筋骨药物,如续断、补骨脂、骨碎补、煅狗骨、煅自然铜等。

(1)和营止痛法:适用于损伤后,虽经消、下等法治疗,但有局部轻肿、血瘀气滞疼痛者,而继续运用攻下之法又恐伤正气。常用方剂有和营止痛汤、青白散、橘术四物汤、定痛和血汤等。

(2)接骨续筋法:本法是在和法的基础上发展起来的,适用于损伤中期,筋骨受损或断裂伤部瘀肿消散者,筋骨已有连接但未坚实者。瘀血不去则新血不生,新血不生则骨不能合,筋不能续,所以使用接骨续筋药,佐活血祛瘀之药,以活血化瘀、接骨续筋。局部瘀肿明显或肿痛发热者不宜用此法。常用的方剂有接骨丹、接骨紫金丹等。

(3)舒筋活血法:主要用于筋骨关节损伤后有气滞血瘀,筋肉、筋膜粘连挛缩,关节功能障碍者,宜用舒筋活血汤。腰肌损伤者用术桂散。

(4)益气活血通络法:主要用于元气亏虚,出现肢体瘫痪者,宜用补阳还五汤加减。患者出虚汗、面色萎黄、食欲不振,以及年老体弱患者,宜服八珍汤加土鳖虫、续

37

断。老年患者,骨折愈合迟缓,服用八珍汤加海马、骨碎补、自然铜、土鳖虫。

3.后期治法

损伤日久,正气必虚,患者伤后日久必多气血、肝肾脾亏虚,筋骨不得濡养,故局部筋骨痿弱不健,关节酸软屈伸不利,根据"虚则补之"的治则,选用补法,分为补气养血、补养脾胃、补益肝肾。此外,由于损伤日久,气血瘀滞不畅,易复受感风寒湿外邪侵袭,痹阻经络而出现筋骨肉、关节不健,酸软疼痛等症颇为多见,故后期治疗除补养法外,舒筋活络法也较为常用。

(1)补气养血法:该法是使用补益气血的药物,使气血旺盛而濡养筋骨,适用于外伤筋骨、内伤气血或长期卧床,出现气血亏损、筋骨痿弱者。补气养血法是以气血互根为原则,临床应用本法时常需区别气虚、血虚或气血两虚,从而采用补气为主、补血为主或气血双补。补气为主的四君子汤,补血为主的四物汤,气血双补的八珍汤或十全大补汤,注意酌情加减之。外伤引起大出血而出现血脱症状者,补气养血法要及早使用,方选当归补血汤,重用黄芪。补血药多滋腻,对素体脾胃虚弱者纳呆、便溏等症状,应适当加用健脾和胃之药。偏于辛温的补血药易耗伤津液,阴虚内热、肝阳上亢者应慎用该类药物。对于体虚而瘀血未尽的患者,在使用补虚药时,仍需酌用祛瘀药,以防积瘀为患,留邪损正。气虚者,临床应根据辨证灵活应用。如卫气虚用芪附汤;如脾胃气虚可选用参苓白术散;元气虚加用扶阳药补肾中阳气,方选参附汤;中气下陷用补中益气汤;中气虚用术附汤。若气血虚损,创口日久不愈,脓液未尽,补益气血需与清热解毒法并用,以扶助正气,托毒外出,可在补养气血的基础上合用五味消毒饮、透脓散。

(2)补益肝肾法、强壮筋骨法:主要用于肝肾亏虚、筋骨痿弱,骨折愈合迟缓的患者,用以加速骨折愈合,增强机体抗病能力,以利损伤的修复。应用本法时应注意肝肾之间的相互联系及肾的阴阳偏盛。肝为肾之子,肝虚者也应注意补肾,养肝常兼补肾阴,以滋水涵木,常用的方剂有壮筋养血汤、生血补髓汤;根据肝肾阴阳亏虚情况辨证选用大力丸、补肾活血汤、补肾壮筋汤、左归丸、右归丸、抗骨质增生丸、健步虎潜丸等。在补益肝肾法中参以补气养血药,可增强养肝益肾的功效,加速损伤筋骨的康复。

(3)补养脾胃法:本法适用于损伤后期,耗伤正气,气血亏损,脏腑功能失调,或长期卧床缺少活动,而导致脾胃虚弱、气血亏损,不能受纳运化水谷者。饮食不消、四肢疲乏无力、肌肉萎缩者。胃主受纳,脾主运化,补益脾胃可促进气血生化,充养四肢百骸,本法即通过助生化之源而加速损伤筋骨的修复,为损伤后期常用之调理方法。根据症状可选用补中益气汤、健脾养胃汤、归脾汤、人参紫金丹等。

(4)温通经络法:本法主要用于伤后日久气血运行不畅,瘀血未尽,腠理空虚,复感风寒湿、痹阻经络、气滞血瘀,症见酸麻胀痛、活动障碍与天气变化有关者,本法主要使用活血药与祛风通络药,以宣通气血,祛风除湿,舒筋通络。如陈伤旧患寒湿入络者用小活络丹、大活络丹、麻桂温经汤;损伤血虚兼风寒侵袭者,用疏风养血汤;肢节痹痛者,用蠲痹汤、宽筋散、舒筋活血汤;腰痹痛者,用独活寄生汤、三痹汤。祛风寒湿药,药性多辛燥,易损伤阴血,故阴虚者慎用,或配合养血滋阴药同用。

损伤的分期治疗,是人为的划分,实际上没有绝对的分界线。对上述的分期治疗原则,必须灵活变通,对特殊病例尤需仔细辨证,正确施治,不可拘泥规则或机械分期。如骨折后肿胀疼痛不甚严重者,往往可直接用接骨续筋法,佐以活血化瘀药物。扭挫伤筋的治疗,初期也宜消瘀活血、利水退肿,中期则用和营续筋法,后期以舒筋活络法为主。创伤的治疗,在使用止血法之后,亦应根据证候而运用上述各法。如失血过多者,开始即用补气摄血法急固其气,防止虚脱,血止之后应用"补而行之"的治疗原则,不能等待时日,贻误时机。所以,临床应用需根据具体情况辨证施治,不可拘泥常规。

内治药物的剂型众多,针对不同病情,可灵活选用。散剂或丸剂多用于急性损伤者,如夺命丹、玉真散、三黄宝蜡丸等。芳香开窍之品,如苏合香丸、夺命丹、黎洞丸多用于受伤而气闭昏厥者,调服(或鼻饲)抢救。创伤严重者,一般服汤剂或汤丸剂。陈伤而兼风寒湿者,宜用药酒,如蕲蛇酒、三蛇酒等。黄酒有助药力之功,若损伤处无红肿热痛,可用黄酒少许以助药力,通常加入汤剂煎服,或用温酒冲服丸散。

4.损伤部位辨证施治

除可根据三期辨证用药外,也可根据损伤部位不同或药物属性辨证用药,加强药效。

(1)按部位辨证用药法:头面部损伤用通窍活血汤、清上瘀血汤;四肢损伤用桃红四物汤;胸胁部伤可用复元活血汤;腹部损伤可用膈下逐瘀汤;腰及小腹部损伤可用少腹逐瘀汤、大成汤、桃核承气汤;全身多处损伤可用血府逐瘀汤加味。

(2)主方加部位引经药:现代医学研究表明引经药对其所主的部位,有特殊的疗效。在三期辨证的基础上,上肢损伤加桂枝、桑枝、防风、羌活;头部损伤若伤在巅顶加藁本、细辛,两太阳穴部伤加白芷,后枕部损伤加羌活;肩部损伤加姜黄;胸部损伤加柴胡、制香附、郁金、苏子;两胁肋部损伤加青皮、延胡、陈皮;腰部损伤加川断、杜仲、狗脊、补骨脂、枸杞、桑寄生、萸肉等;腹部损伤加炒枳壳、川朴、木香;小腹部损伤加小茴香、乌药;下肢损伤加木瓜、牛膝、独活、防己、千年健、泽泻等。

第三节　外治法

外治法是在中医基础理论指导下,重在局部辨证的一种局部治疗法。与内治法结合,其疗效显著,充分体现了中医整体与局部结合的伤科辨证施治科学思想。临床上一般仍以分期辨证论治,临床外用药物大致可分为敷贴药、搽擦药、熏洗湿敷药与热熨药。

一、敷贴药

外用药应用最多的剂型是药膏、膏药和药散3种。根据辨证,把有不同治疗作用的中药药粉与水或蜜、酒、醋、面粉、油剂、医用凡士林等物质调制成药膏或膏药等剂型,敷贴在患处或穴位等处,以达治疗目的。正如吴师机论其功用:一是拔,一是截,凡病所结聚之处,拔之则病自出,无深入内陷之患;病所经由之处,截之则邪自断,无妄行传变之虞。

(一) 药膏

1.药膏的配制

适当选用蜜、饴糖、水、油、鲜草药汁、醋、酒或医用凡士林等,将碾磨好的药末,调匀呈厚糊状,外敷于患处。

2.药膏的种类

(1)消瘀退肿止痛类:用于各种损伤早期和红肿热痛剧烈者,可选用如意金黄散、定痛膏外敷。

(2)舒筋活血类:适用于扭挫伤筋,肿痛逐步减退之中期患者。可选用七厘散外敷。

(3)接骨续筋类:适用于用于骨折脱位整复后,位置良好,损伤中期瘀肿消退患者,可选用接骨丹外敷。

(4)温经通络、祛风寒湿类:适用于损伤后期,复感风寒湿邪者。发作时肿痛加剧,可用四生散外敷;或在舒筋活络类药膏内酌加温散风寒、利湿的药物外敷。

(5)清热解毒类:适用于伤后感染邪毒,局部红肿热痛者。可选用四黄散膏、如意金黄散外敷。

(6)生肌拔毒长肉类:适用于局部红肿已消,但创口溃烂尚未愈合者,可选用生肌八宝(丹)散、象皮膏、生肌玉红膏等外敷。

（二）膏药

1.膏药的配制

膏药一般是以植物油(桐油或香油、菜油等)和铅丹(红丹或黄丹)作基质,用文火炼丹、滴水成珠,再入中药末炼制,再摊于布皮上而成。具有药力持久、疗效高、易收藏及携带等优点。膏药一般用于损伤中后期,具有活血通络、镇痛、祛风寒湿邪等作用。

2.膏药的种类

膏药按功用可分为 3 类。

(1)治损伤类:适用于损伤者,有太乙膏;适用于陈伤气血凝滞、筋膜粘连者,有化坚膏。

(2)治寒湿类:适用于风湿者,有狗皮膏;适用于损伤与风湿兼证者,有万灵膏。

(3)提腐拔毒生肌类:适用于创伤而有创面溃疡者,有太乙膏、陀僧膏等。一般常在创面另加药散,如九一丹。

（三）药散

1.药散的配制

是将药物碾成极细的粉末,收贮瓶内备用。使用时直接撒于创面上,或撒于膏药上,贴于患处,或制成引流条插入伤口内引流,又或置于膏药上,将膏药烘热后贴患处。

2.药散的种类

(1)止血收口类:适用于一般创伤出血,撒敷用,常用的有云南白药、桃花散、花蕊石散、如圣金刀散等,对于轻度创伤出血疗效显著。但如果是较大的动脉、静脉血管损伤的出血,则需采用其他止血措施,必要时行外科手术、输血、补液等综合性治疗方法。

(2)祛腐拔毒类:适用于创面腐肉未去,或肉芽过长者,或窦道形成者。常用九一丹、生肌散、红升丹(成药)、白降丹(成药)。红升丹药性峻猛,常与熟石膏配伍使用,九一丹即指熟石膏与红升丹之比为 9：1,七三丹两者之比为 7：3。白降丹成分是氧化汞,专主腐蚀,只可暂用而不可久用,需加赋形药使用。如红升丹过敏,可用不含红升丹的祛腐拔毒药,如黑虎丹等。

(3)生肌长肉类:适用于正气虚弱、脓水稀少、新肉难长的疮面,有促进新肉生长、疮面收敛、创口迅速愈合的作用,常用的有生肌散,可与祛腐拔毒类散剂配合使用。

(4)温经散寒类:适用于损伤局部寒湿、气血凝滞疼痛者,常用的有三香粉、丁桂散、桂麝散等,具有温经活血、散寒逐风的作用,故可作为一切阴证的消散掺药。

(5)散血止痛类:适用于伤后局部瘀血凝结、痹阻肿痛者,常用的有四生散、消毒定痛散等,具有活血止痛的作用。四生散对皮肤刺激性较大,使用时要注意预防皮肤药疹的发生。

(6)取嚏通经类:适用于坠堕、不省人事、气塞不通者。常用的有通关散等,吹鼻中取嚏,使患者苏醒。

二、搽擦药

搽擦药常作为基质与按摩推拿手法合用,或在热敷熏洗后进行自我按摩时涂搽,具有舒筋活血、解痉消肿止痛、祛风寒湿等作用。常用剂型为酒剂、油剂、油膏剂。

(一)酒剂

又称为外用药酒或外用伤药水,是中药与酒精浸制而成,主要具有舒筋活络、活血止痛等作用。近年来还有用乙醇溶液浸泡加工炼制的酒剂。常用的有息伤乐酊、正骨水等,具有活血止痛、舒筋活络、追风祛寒的作用。

(二)油膏剂与油剂

油剂是用香油或动物油类与中药熬煎去渣制成,或加黄蜡收成油膏剂,或直接对油类加热,搽擦患处。用香油把药物熬煎去渣后制成油剂,或加黄蜡或白蜡收膏炼制而成油膏剂。油剂、油膏剂具有温通经络、祛风寒湿及消瘀散血作用;适用于筋肉关节风寒湿痹痛,常用的有跌打万花油、按摩乳等。

三、熏洗湿敷药

(一)热敷熏洗

《仙授理伤续断秘方》中就有记述热敷熏洗的方法,古称"淋拓""淋渫""淋洗"或"淋浴",此法是将药物(或装于布袋内)置于锅中加适量水,煮沸20min左右,将药水先熏蒸患处(周围可用棉垫罩住),待水温不烫时,再浸洗患处。熏洗法具有活血止痛,舒筋活络,祛风、寒、湿等作用。适用于关节强直拘挛、酸痛麻木或损伤兼夹风湿者。多用于四肢关节的损伤,腰背部也可熏洗,常用的方药可分为新伤瘀血积聚熏洗方及陈伤风湿冷痛熏洗方两种。是筋骨损伤中后期功能恢复重要的外治法之一。

（1）新伤瘀血积聚者用散瘀和伤汤、海桐皮汤。

（2）陈伤风湿冷痛、瘀血已初步消散者用八仙逍遥汤，或艾叶、川椒、细辛、炙川草乌、桂枝、伸筋草、透骨草、威灵仙、茜草共研为细末装袋，每袋 500 g，分 5 次沸水冲后，熏洗患处。

（二）湿敷洗涤

湿敷洗涤古称"溻渍""洗伤"等，在《外科精义》中有"其在四肢者溻渍之，其在腰腹背者淋射之，其在下部者浴渍之"的记载，多用于创伤，使用方法是"以净帛或新棉蘸药水"、"渍其患处"。是将中药制成水溶液，洗涤湿敷创伤溃破伤口。常用的有黄甘液、黄连解毒汤、金银花煎水、野菊花煎水、2%～20%黄柏溶液以及蒲公英鲜药煎汁等。

四、热熨药

热熨法是一种热疗方法。此法是将水浸中药装入布袋内放入锅内蒸或煮加热后，或将中药末加化学制热剂装入袋内，或用中药末、盐、干姜、葱，或砂、麸皮等物质入锅内炒热后装入布袋内直接热熨患处。具有温通经络、祛风寒湿、行气活血止痛等作用。临床常根据不同症状，选用不同功用的药物进行热熨或电离子导入，其效显著，适用于不宜外洗的腰脊躯体之新伤、陈伤。主要的剂型有下列几种。

（一）坎离砂

又称风寒砂。适用于陈伤兼有风湿证者。

（二）熨药

俗称"腾药"，适用于各种风寒湿肿痛证。具有舒筋活络、消瘀退肿的作用，如熨风散。

（三）民间药方

使用一些取材方便的药物，如用葱姜豉盐、粗盐、黄砂、米糠、麸皮、吴茱萸等炒热后装入布袋中热熨患处。外敷治疗风寒，适用于各种风寒湿型筋骨痹痛、腹胀痛及尿潴留等症。

第三章　老年骨折的围手术期重症抢救处理

一、呼吸衰竭

(一)定义

指呼吸功能严重障碍,导致 PaO_2 降低或伴有 $PaCO_2$ 增高的病理过程。

(二)诊断标准

诊断呼吸衰竭的血气标准:PaO_2 低于 60 mmHg[①],伴有或不伴有 $PaCO_2$ 高于 50 mmHg。根据 $PaCO_2$ 是否升高,可将呼吸衰竭分为低氧血症型(Ⅰ型)和伴有低氧血症的高碳酸血症型(Ⅱ型)。根据发病机制不同,分为通气性和换气性。根据发病部位不同,分为中枢性和外周性。根据发病缓急,分为急性和慢性呼吸衰竭。

(三)病因和发病机制

呼吸衰竭多为肺通气或(和)肺换气功能严重障碍的结果。

1.肺通气障碍

包括限制性和阻塞性通气不足。限制性通气不足指吸气时肺泡的扩张受限引起的肺泡通气不足;阻塞性通气不足指气道狭窄或阻塞所致的通气障碍。

2.肺换气功能障碍

包括弥散障碍、肺泡通气与血流比例失调以及解剖分流增加。

(1)弥散障碍:肺泡膜面积减少或肺泡膜异常增厚和弥散时间缩短引起的气体交换障碍。

(2)肺泡通气与血流比例失调:这是肺部疾患引起呼吸衰竭最常见和最重要的机制,包括部分肺泡通气不足和部分肺泡血流不足。

(3)解剖分流增加:解剖分流正常情况下存在,解剖分流的血液未经过气体交换,故称为真性分流。支气管扩张症时,伴有支气管血管扩张和动-静脉短路开放,使解剖分流增加,静脉血掺杂异常增多。肺实变和肺不张时,效果类似解剖分流,实

---

① 　1 mmHg≈0.133kPa

际为功能性的分流。

(四)呼吸衰竭主要的功能代谢变化

1.酸碱平衡及电解质紊乱

Ⅰ型和Ⅱ型呼吸衰竭均伴有低氧血症,因此均可引起代谢性酸中毒,Ⅱ型呼吸衰竭还常伴有高碳酸血症,因此可合并呼吸性酸中毒,由于代偿性呼吸加深加快,可出现代谢性酸中毒和呼吸性碱中毒。代谢性酸中毒常导致高血钾、高血氯;呼吸性酸中毒时常导致高血钾和低血氯。造成低血氯的主要原因:红细胞内的 HCO_3^- 与胞外的 Cl^- 交换;酸中毒肾小管上皮细胞产生 NH_3 增多,$NaHCO_3$ 重吸收增多,使尿中 NH_4Cl 和 $NaCl$ 排出增加。当呼吸性酸中毒合并代谢性酸中毒时,血氯可正常。呼吸性碱中毒时可导致低血钾、高血氯。

2.呼吸系统变化

PaO_2 降低引起呼吸运动增强:PaO_2 小于 60 mmHg 时影响明显,PaO_2 为 30 mmHg 时肺通气最大。但是缺氧对呼吸中枢有直接抑制作用,当 PaO_2 小于 30 mmHg 时,抑制作用大于反射性兴奋作用,从而使呼吸抑制。$PaCO_2$ 升高作用于中枢化学感受器,引起呼吸加深加快,但 $PaCO_2$ 超过 80 mmHg 时,则抑制呼吸中枢,此时呼吸运动主要靠低氧分压对血管化学感受器的刺激得以维持,因而此种情况下进行氧疗时只能吸入30%的氧气,以免缺氧完全被纠正后反而抑制呼吸,加重高碳酸血症。

3.循环系统变化

缺氧和二氧化碳潴留直接抑制心脏活动,并使血管扩张(除肺血管外)。呼吸衰竭累及心脏可导致慢性肺动脉高压、肺源性心脏病。严重呼吸衰竭可导致急性肺动脉压增高,急性右心扩张、功能障碍,表现为急性肺源性心脏病。

4.中枢神经系统变化

中枢神经系统对缺氧最敏感,当 PaO_2 降至 60 mmHg,可出现智力和视力轻度减退;降至 40~50 mmHg 时,可出现一系列神经精神症状。CO_2 潴留使 $PaCO_2$ 超过 80 mmHg时(此阈值在不同患者中可能存在较大差异),可造成头昏、头痛、记忆力减退,精神不振,甚至不同程度的意识障碍,呈嗜睡、昏睡、昏迷,即肺性脑病。

5.肾功能变化

肾结构往往无明显改变,但由于缺氧与高碳酸血症反射性收缩交感神经使肾血管收缩,肾血流量严重减少,可出现功能性肾功能衰竭。

6.胃肠变化

由于缺氧造成胃壁血管收缩、CO_2 潴留增强、胃壁细胞碳酸酐酶活性下降等,胃肠黏膜可出现糜烂、坏死、出血与溃疡形成。

（五）呼吸衰竭的防治

治疗原则是治疗病因,去除诱因,保持呼吸道通畅,纠正缺氧,解除二氧化碳潴留,治疗与防止缺氧和二氧化碳潴留所引起的各种症状。

1.去除呼吸衰竭诱因

2.氧疗

尽快将 PaO_2 提高到 50 mmHg,Ⅰ型呼吸衰竭可给予吸入高浓度氧(一般不超过50%),Ⅱ型呼吸衰竭吸氧浓度不宜超过 30%,并控制流速,使 PaO_2 上升到 50 ~ 60 mmHg 即可。氧疗的方法可选择普通鼻导管,普通(储氧)面罩,经鼻高流量吸氧等方式。

3.畅通气道,增加通气量

在有效抗生素治疗基础上采用支气管扩张剂和雾化吸入治疗,必要时可采用气管插管或气管切开以及机械通气治疗。

(1)支气管扩张药:吸入沙丁胺醇,采用异丙托溴铵、特布他林雾化剂、布地奈德等雾化吸入,不建议采用静脉制剂行雾化治疗;茶碱类药物口服或静脉给药。

(2)机械通气:包括无创通气和有创通气。无创通气用于Ⅱ型呼吸衰竭的效果较为肯定,可作为慢性阻塞性肺疾病(COPD),心源性肺水肿患者首选措施,也是治疗睡眠呼吸暂停综合征的重要手段;用于Ⅰ型呼吸衰竭的效果存在争议,轻度呼吸衰竭患者可尝试使用无创通气。有创通气是纠正低氧血症和二氧化碳潴留的有效措施,但仅用于纠正严重的呼吸衰竭,同时应加强原发病治疗。呼吸机通气模式、参数设置应根据患者基础疾病种类、病情以及个体情况而定。

(3)根据患者情况采用震动排痰、体位引流、按需吸痰、纤维支气管镜辅助痰液廓清;同时指导患者有效咳嗽、呼吸锻炼、在呼吸训练器辅助下行深吸气训练等综合性肺康复措施。

4.呼吸兴奋剂

缺氧伴二氧化碳潴留的患者出现精神症状及肺性脑病时如无机械通气条件可使用呼吸兴奋药,使用过程中注意保持呼吸道通畅,同时警惕过度使用导致的外周呼吸肌疲劳。

5.改善内环境及重要器官的功能

纠正酸碱平衡及电解质紊乱,给予适宜的营养支持以及注重重要器官功能维护。

（六）骨科疾病与呼吸衰竭

1.老年髋部骨折

老年髋部骨折患者发生呼吸衰竭的比例较高,常与以下因素相关:髋部骨折后被动卧床诱发或加重呼吸衰竭,体位异常、咳痰无力是老年髋部骨折患者通气功能异常以及机械通气脱机困难的重要原因;老年患者多存在 COPD、间质性肺病、肺部肿瘤等肺部基础疾病,同时多合并虚弱、营养不良、心脑血管疾病等多系统慢性疾病;骨折手术创伤、营养不良等导致免疫系统受损,诱发感染;卧床、虚弱、吞咽异常导致吸入性肺炎,甚至部分老年患者在进食过程中出现误吸、窒息等严重并发症。对于髋部骨折诱发或加重的呼吸衰竭除按照呼吸衰竭的一般治疗原则,最重要的措施是在可能条件下尽早复位,尽早手术,解除疼痛,恢复患者坐、立、行的生理功能。

2.颈段脊髓损伤

颈段脊髓损伤患者出现呼吸衰竭的比例极高,是其早期死亡的重要原因。该类患者应严密监测呼吸频率、血氧饱和度、动脉血气、胸部影像学等,并定期复查至呼吸功能稳定。人工气道的建立和选择可参照如下标准:颈段脊髓损伤患者 PaO_2 低于 50 mmHg 或 $PaCO_2$ 高于 50 mmHg,排除呼吸道梗阻,确诊为呼吸肌无力引起者,需行气管插管进行机械通气,机械通气 10 d 以上的患者建议行气管切开。C_3 以上的 ASIA A—B 级脊髓损伤患者应行气管切开;$C_4 \sim C_6$ 的 ASIA A—B 级损伤患者当存在胸部合并伤、肺部疾患、需行复杂颈部手术、机械通气时间在 10 d 以上时应早期行气管切开;C_5 以上完全性脊髓损伤患者可给予气管插管。在上述标准指导下尚应个体化评估呼吸功能,对于残存肺能够维持或部分维持通气功能和自主痰液廓清能力的患者,可在严密监护条件下通过有效的呼吸支持和肺康复手段缩短或避免人工气道支持,包括经鼻高流量吸氧,无创辅助通气,辅助咳嗽和排痰训练(叩击、振动、抽吸、体位排痰),胸廓被动活动及呼吸练习,雾化吸入湿化气道、稀释痰液等。当然,早期恢复脊柱稳定性通常是有效实施诸多呼吸支持和肺康复手段的前提。

3.肋骨骨折

肋骨骨折尤其是多发肋骨骨折常合并肺挫伤,胸腔积血、积液,肺不张、实变,严重者出现呼吸衰竭或后期继发胸腔、肺部感染。对于不需要手术治疗的肋骨骨折,有效的外固定、充分镇痛是避免患者因疼痛导致吸气、咳痰功能异常的重要手段。肺康复的实施可有效改善肋骨骨折合并肺挫伤患者肺功能并降低并发症发生。根据患者病情实施纤维支气管镜下吸痰和肺灌洗、正压通气,鼓励咳嗽和使用呼吸功能锻炼器以扩张肺容积等措施。

对于需要行手术治疗的肋骨骨折,临床医生应权衡肺挫伤的潜在风险与手术获益之间的平衡,手术时机的选择应在对全身损伤状况和肺挫伤严重程度进行全面评估后决定,为避开肺挫伤造成的急性水肿期以及手术、麻醉加重炎症反应,建议手术时机为受伤后 2~7 d,不超过 2 周。对不伴有严重肺挫伤的连枷胸患者,外科手术可缩短 ICU 停留时间和呼吸机使用时间,降低并发症和死亡发生率、同时可减轻疼痛,减少胸廓畸形概率,建议对肋骨骨折进行复位内固定手术。对伤后全身状况稳定,但骨折断端移位明显,可能损伤神经、血管等器官组织者,粉碎性骨折、保守治疗后畸形严重、影响呼吸功能者,需开胸探查止血或进行其他手术者,机械通气治疗效果差或脱机困难者,65 岁以上高龄并 3 根以上肋骨骨折者,以及对于疼痛敏感、不能忍受长时间限制活动的伤者,应重视复位内固定手术对以上非连枷胸肋骨骨折的治疗作用。

4.肺栓塞

肺栓塞导致的呼吸衰竭在四肢骨折患者中并不少见。大面积肺栓塞常导致严重呼吸循环功能紊乱,部分肺栓塞仅表现为低氧血症,早期并无二氧化碳潴留。肺血管增强 CT 是诊断肺栓塞的"金标准",但并非所有肺栓塞患者均能获得明确的肺血管影像诊断。以下临床特点可协助判断:存在四肢骨折的患者出现无明显诱因的胸闷、心悸、不同程度呼吸困难和低氧血症等表现,发现上肢或下肢静脉血栓,床旁超声发现存在右心功能不全的表现,D-二聚体增高,胸部影像学存在非典型表现等。存在呼吸衰竭的肺栓塞应按照呼吸衰竭的一般原则处理,大面积肺栓塞需要溶栓治疗或介入治疗,仅表现为呼吸功能紊乱的患者通常只需要抗凝治疗。

5.麻醉药物残余作用

在老年、肥胖尤其是合并睡眠呼吸暂停综合征的患者较常见。麻醉恢复期严密监测、早期发现、保持呼吸道通畅以及采用适宜的氧疗和呼吸支持手段是避免该类患者发生不良临床预后的主要措施。

二、休克

(一)定义

休克是全身组织器官低灌注导致机体氧输送不足和(或)组织氧利用障碍、危及生命的急性循环衰竭。休克发生的基础是有效血容量锐减,特征是全身组织器官微循环低灌注,本质是组织器官细胞缺氧及氧利用障碍。

(二)分类

(1)低血容量休克:指包括创伤、烧伤、出血、失液等原因引起的显性和(或)不显性血容量丢失而导致的有效循环血量减少、组织灌注不足、细胞代谢紊乱和功能受损的过程。

（2）分布性休克：主要包括感染性、神经源性、过敏性休克。其基本机制为血管收缩舒张调节功能异常，容量血管扩张，循环血容量相对不足导致的组织低灌注。

（3）心源性休克：主要病因是心肌病变（急性心肌梗死、急性心肌炎、终末期心肌病）。因心肌出现损害引起心脏泵功能减弱或衰竭、心排量减少，组织低灌注。

（4）梗阻性休克：心脏内外大的血流通道发生梗阻时引起的休克。包括腔静脉梗阻、心脏压塞、肺栓塞、张力性气胸等。心瓣膜严重狭窄引起的机械性血流障碍出现休克应归属此类休克。

（三）早期识别及治疗

1.休克的早期诊断

（1）临床表现：皮肤、尿量、意识状态是观察休克的三个"窗口"。休克者表现为血压正常或降低、心率快、肢端湿冷，严重者可见皮肤花斑、尿少、神志淡漠或烦躁。

（2）实验室检查：不同种类休克各有侧重，一般包括血常规、凝血功能、D-二聚体、血气分析，根据病史选择性的进行生化、心肌标志物、PCT、血培养或体液培养、心电图、心脏超声、胸部 CT、血管造影等检验和检查。动脉血乳酸是反映组织缺氧的高度敏感指标之一，乳酸初始水平与高乳酸持续时间与预后密切相关。

（3）血流动力学监测：包括有创动脉血压（IBP）、中心静脉压（CVP）、心排血量、被动抬腿试验等。

（4）超声监测：监测下腔静脉内径及变异度、左室舒张末面积大小、右室功能、左室收缩舒张功能等。

2.早期复苏及保护器官功能

（1）气道管理：选择合适的氧疗，出现呼吸功能不全及时建立人工气道、机械通气。

（2）液体复苏：胶体溶液或晶体溶液均可用于液体复苏治疗，必要时补充红细胞。复苏时应注重早期、快速和适量，一旦循环功能稳定，应保持容量负荷的最低状态，尽可能减少液体治疗的副作用。

（3）维持灌注压：在积极液体复苏前提下，血压水平不足以维持组织灌注时，选择升压药物；若仍存在组织灌注不良表现如少尿等，监测心功能，给予正性肌力药物提高心排量。

（4）复苏终点：血压、CVP、心排血量、血乳酸及乳酸清除率可作为阶段性复苏目标。

（5）保护器官功能：保持循环稳定的同时，通过监测 CVP、心率、肺部啰音、血氧饱和度、组织水肿情况，监测各器官功能状态，采取措施如脱水利尿减轻组织器官水肿、纠正内环境紊乱、维持酸碱平衡、改善凝血功能等。

（四）低血容量休克

1.诊断

（1）病史：有容量丢失、补充不足病史，如胸腹腔出血、大血管破裂、严重呕吐、多发伤、多发骨折等，现在主要阐述创伤导致的失血性休克。

（2）症状与体征：精神状态改变，面色、睑结膜苍白，皮肤湿冷或见花斑、收缩压下降（<90 mmHg 或较基础血压下降 40 mmHg 以上）或脉压<20 mmHg、心率>100次/分，尿量<0.5 ml/（kg·h）。

（3）失血量与临床症状关系见表 3-1。

表 3-1　失血量、休克程度与临床表现

失血量占血容量（%）	休克程度	临床表现
10%~20%（500~1000 ml）	轻度	血压可正常，脉压降低，心率快，出汗、四肢发凉、面色苍白
20%~40%（1000~2000 ml）	中度	收缩压 60~75 mmHg，脉压显著降低，脉搏细数，四肢冷，烦躁或淡漠，尿少
>40%（>2000 ml）	重度	收缩压<60 mmHg，肢端冰冷、发绀，皮肤有花斑，无尿

2.休克监测

（1）血流动力学监测：常用的血流动力学监测有无创（包括常规生命体征监测、心脏超声监测等）、微创（脉搏指数连续心排血量监测）及有创（肺动脉漂浮导管）3种类型，任何一种血流动力学监测方法均应动态地且联合多种指标进行评估。

（2）实验室监测：血常规可以提供 HGB、RBC、PLT、HCT 等重要指标，从而帮助判断失血程度及凝血功能。血乳酸是反应低灌注和乏氧代谢的重要指标，与疾病严重程度和预后密切相关，应间隔 2~4 h 动态监测，判定液体复苏疗效及组织缺氧改善情况。凝血功能、生化及炎症相关指标能够为更加及时、全面地评估病情提供参考依据。

（3）影像学检查：对怀疑存在出血者应尽早进行影像学检查，并多学科会诊，对于可疑出血或血流动力学不稳定患者，应尽量限制以诊断为目的的检查。FAST 超声可用于快速筛查胸、腹腔出血，可由临床医生急诊室/床旁实施，动态评估。全身CT 扫描应在充分评估、严密监测下进行，建议接受过呼吸、循环等重要器官功能支持技术培训的临床医护人员陪同检查。

（4）动态评估：创伤失血性休克常具有隐匿、变化快、进展快的特点，这就需要连续、动态评估并及时干预。

3.治疗

（1）病因治疗：创伤失血性休克应尽快控制致命性大出血，25%的出血相关死亡可以通过积极、有效止血来挽救。在现场和转运途中，应使用止血材料如止血带、绷带或敷料加压包扎等方式，积极控制四肢、交界部位和躯干体表出血，采取积极措施控制或减少内出血。骨盆骨折不宜过多搬动，禁忌行骨盆挤压-分离实验，并尽早骨盆固定，迅速评估是否合并全身其他脏器损伤，如胸腹腔、心包腔大量积液、腹腔脏器损伤等，必要时行血管造影。存在出血或有出血风险的患者，创伤后 3 h 内尽早使用氨甲环酸，首剂 1 g，输注时间 10 min 以上，追加 1 g，8 h 持续输注。

（2）气道与呼吸管理：休克者均需吸氧，当高浓度、流量吸氧仍不能维持正常的血氧饱和度（血氧饱和度<90%）时，应及时给予呼吸机支持。呼吸不畅或不能有效通气者，可紧急实施球囊-面罩辅助通气，并由或通知有经验的医生紧急建立人工气道。

（3）循环通路建立与液体复苏：首选外周静脉，必要时建立中心静脉通路，上述通路不能建立可选择骨髓腔通路。晶体液与胶体液均可应用，一般先晶后胶，按晶胶 2∶1 比例，严重创伤失血的患者应及早启动大出血抢救方案，血浆和红细胞 1∶1 输注。出血未控制者复苏目标血压为收缩压 80~90 mmHg 或平均动脉压在 50~60 mmHg，但低压复苏时间不宜超过 120 min，低压复苏时间过长可利用短时间低温辅助措施以降低机体代谢；颅脑损伤和老年患者收缩压控制在 100~110 mmHg；肺挫伤者适当控制输液速度和液体总量。

（4）血管活性药：对充分液体复苏后存在低血压或治疗早期补液不足而存在严重低血压时的患者短期应用，可选用去甲肾上腺素 $[0.01~1.5\ \mu g/(kg\cdot min)]$ 或多巴胺 $[2~20\ \mu g/(kg\cdot min)]$。

（5）低体温处理：低体温者注意保温、复温，包括去除湿冷衣服、增加环境温度、覆盖身体防止体温散发、输注温热液体等。

（6）酸中毒处理：不主张常规使用碳酸氢钠，保证有效通气、积极病因处理及容量复苏前提下，碳酸氢钠用于 pH 值<7.20 者，推荐 5% 碳酸氢钠，轻度酸中毒 24 h 用量 300~400 ml，重度酸中毒 600 ml。

（五）感染性休克

1.诊断

（1）明确的感染。

（2）器官功能障碍（SOFA 评分较基线上升≥2 分，见表 3-2）。

（3）在充分液体复苏后,仍需升压药物维持平均动脉压(MAP)≥65 mmHg 且血乳酸水平>2 mmol/L。

表 3-2 SOFA 评分标准

系统		评 分				
		0	1	2	3	4
呼吸（PaO$_2$/FiO$_2$, mmHg）		≥400	<400	<300	<200 机械通气	<100 机械通气
凝血(血小板,×10^9/L)		≥150	<150	<100	<50	<20
肝脏(胆红素,μmol/L)		<20	20~32	33~101	102~204	≥204
心血管［多巴胺,μg/(kg·min)］［去甲肾上腺素,μg/(kg·min)］(MAP,mmHg)		MAP≥70	MAP<70	多巴胺<5 或多巴酚丁胺(任何剂量)	多巴胺5.1~15.0 或去甲肾上腺素>0.1	多巴胺>15 或去甲肾上腺素>0.1
中枢（GCS 评分）		15	13~14	10~12	6~9	<6
肾脏	肌酐,μmol/L	<110	110~170	171~299	300~440	>440
	尿量,ml/d	–	–	–	<500	<200

2.治疗

（1）早期液体复苏:

①三小时内需完成项目:测定乳酸水平;使用抗生素前留取血培养;使用广谱抗生素;低血压或血乳酸≥4 mmol/L 时输注 30 ml/kg 晶体液。

②六小时内需完成项目:使用升压药物［初始液体复苏后仍低血压者,首选去甲肾上腺素 0.01~1.5 μg/(kg·min)］维持 MAP≥65 mmHg;初始液体复苏后持续低血压(MAP<65 mmHg)或初始乳酸≥4 mmol/L,重新评估容量状态和组织灌注(包括体格检查及血流动力学监测)。

（2）抗感染治疗:

①病灶去除:尽快寻找、处理急需去除的感染源,处理手段包括引流脓肿或局部感染灶、感染后坏死组织清创、摘除可引起感染的医疗器具等。

②抗感染药物:应在 1 小时内尽早静脉使用覆盖所有疑似病原体(细菌、真菌、病毒)的药物经验性抗感染治疗,应考虑抗微生物制剂在主要疑似感染部位中是否到达充足浓度。

③尽可能明确致病菌:在不延误抗生素使用前提下,尽可能行微生物培养。标

本包括血液、尿液等体液或伤口、呼吸道分泌物。

（3）糖皮质激素：经充分液体复苏及血管活性药物治疗后血流动力学仍不稳定，可使用氢化可的松，剂量每日 200～300mg。

（4）其他治疗：

①血糖控制：对已初步稳定的感染性休克合并高血糖患者，推荐使用胰岛素控制血糖，目标血糖≤10 mmol/L。

②机械通气、镇静、镇痛、预防应激性溃疡、预防深静脉血栓、肾脏替代治疗、营养支持。

3.骨科疾病与感染性休克

严重创伤可导致不同程度免疫受损，诊疗中侵入性操作、手术可为感染来源，尤其是伴有皮肤屏障破坏的创伤，污染严重的伤口、创面应高度警惕革兰阳性菌感染。伴有胸腹部损伤的多发伤，应警惕伤后 2～3 周的真菌感染及其他条件致病菌感染。老年创伤或术后患者，合并多种基础疾病、营养不良、长期卧床等危险因素，发生感染性休克风险进一步增加。治疗按照感染性休克一般原则，重点是积极寻找并处理感染源，应采取对生理损伤最小的有效干预措施，如经皮穿刺引流脓肿等。

（六）心源性休克

1.诊断

（1）病史：有急性心肌梗死、终末期心肌病、暴发性心肌炎、严重心律失常等病史，其中急性心肌梗死最常见。

（2）症状与体征：精神状态改变、劳力性心累、肢端湿冷、新发心律失常、水肿、肺部啰音等。收缩压小于 90 mmHg 或平均动脉压<65 mmHg 超过半小时，少尿（尿量<400 ml/24h）或无尿（尿量<100 ml/24 h），血乳酸浓度增高。

（3）血流动力学监测：心排血指数降低，肺毛细血管血压升高，床旁超声评估可发现心脏收缩/舒张功能障碍、肺部 B 线、胸腔积液等改变。

2.治疗

（1）病因治疗：尽快完善心电图、心肌酶谱、心脏彩超等检查，急性心肌梗死尽早进行血运重建治疗，急性心脏压塞者立即心包穿刺减压。

（2）一般治疗：绝对卧床休息，镇痛镇静等对症处理；建立静脉通道，持续心电监测，留置导尿；鼻导管或面罩吸氧，必要时建立人工气道并机械通气；纠正酸中毒和电解质紊乱；前负荷不足者，适当补液，前负荷过高者，限制液体输入量及输入速度，或应用利尿剂。

（3）血管活性药物：尽快应用血管活性药物维持血流动力学稳定，常用多巴胺和去甲肾上腺素,若收缩压尚维持于 80~90 mmHg,可优先考虑多巴胺;如已出现严重低血压,可首选去甲肾上腺素,或多巴胺联合去甲肾上腺素。

(4)纠正心律失常:伴有显著心动过速或心动过缓的各种心律失常都能加重休克,需积极应用药物、电复律等纠正。

(5)机械辅助治疗:经上述治疗休克仍无法纠正,可考虑主动脉球囊反搏(IABP)、体外膜肺氧合(ECMO)、经皮左心室辅助装置(LVAD)等。

3.骨科疾病与心源性休克

失血性休克、感染性休克均可能同时伴随或转化为心源性休克,休克的动态评估和监测极为必要,应根据休克的病理生理改变,血流动力学状态适时调整诊疗方案。老年骨科患者伤后/术后出现心源性休克多为伤前/术前基础心功能受损的延续和加重,基础脏器功能的评估和围手术期合理慎重的液体管理是防止老年骨科患者创伤或手术后心功能恶化的重要手段。

(七)梗阻性休克

1.诊断

(1)病史:有心内梗阻或心外梗阻的病史,前者如心脏瓣膜和结构异常,左心房黏液瘤或血栓;后者如心脏压塞、肺栓塞、张力性气胸。

(2)症状与体征:原发病及休克的症状与体征。如胸痛、呼吸困难、水肿等;精神状态改变,面色、睑结膜苍白,皮肤湿冷,收缩压下降(<90 mmHg 或较基础血压下降 40 mmHg 以上)或脉压<20 mmHg,心率快,少尿。

(3)血流动力学特点:心脏前负荷状态可随梗阻部位不同而显著不同,心排量减少,体循环阻力代偿性增加。

2.治疗

(1)解除导致梗阻的原因是治疗的重要措施,如心包穿刺、胸腔穿刺引流、肺动脉溶栓、取栓等。

(2)适宜的液体复苏与血管活性药物,可暂时代偿心室充盈量和心排量的降低,但在梗阻未解除的基础上实施大剂量液体治疗可能是无益甚至有害的。

3.骨科疾病与梗阻性休克

肋骨骨折、肺挫伤等导致张力性气胸可发生梗阻性休克,此类患者应尽早行胸腔闭式引流。上、下肢创伤,长期卧床患者发生肺栓塞风险明显增加,大面积肺栓塞后肺血管阻力和肺动脉压力增加,引起急性右心衰,发生休克。CT 肺动脉造影是肺栓塞诊断的"金标准",对于疑似患者,还可通过快速检测 D-二聚体、心脏彩超、下肢静脉彩超等协助判断,存在梗阻性休克的肺栓塞患者需进行溶栓或介入治疗,其他治疗详见"肺栓塞"。老年患者基础心脏疾患仍然会促进伤后/术后梗阻性休克发展,如左心室肥厚者(尤其以基底部肥厚者)易出现动态性左心室流出道梗阻,瓣膜狭窄合并血容量不足、心包填塞或局部压迫等均可出现明显血流动力学紊乱,应根据患者具体血流动力学变化特点制定诊疗方案。

三、创伤性凝血功能障碍与凝血病

(一)定义

创伤性凝血功能障碍(ATC):是机体遭受严重创伤后出现凝血系统功能异常的表现。创伤性凝血病(TIC):是在严重创伤或大手术打击下,机体出现以凝血障碍为主要表现的临床病症。ATC 和 TIC 是凝血功能异常程度不同的动态变化过程。

(二)病因

组织损伤、休克、酸中毒、血液稀释、低体温、炎症反应。

(三)诊断

ATC 诊断标准:①PT>18 s;②APTT>60 s;③TT>15 s;④凝血酶原时间比值(PTr)>1.2。上述指标其中一项。

TIC 的诊断标准:在 ATC 基础上出现活动性出血或潜在出血,需要应用血液制品或者替代治疗。

(四)处理

采用损伤控制性复苏方案,包括允许性低血压、止血复苏、损伤控制性手术三位一体的救治,需要多学科联动与协作。

1.允许性低血压

以既能满足终末器官灌注又能避免出血加重为目标。

(1)无颅脑损伤者,严重出血控制前收缩压目标值为 80~90 mmHg;合并严重颅脑损伤(GCS 评分为 8 分及以下)者,为保证脑灌注,平均动脉压目标值为 80 mmHg以上。

(2)对于血压持续偏低者,为保持基本器官灌注可选择血管活性药物维持血压,首选去甲肾上腺素;合并心功能不全或心源性休克为主要表现者,首选或联合使用正性肌力药(肾上腺素,多巴酚丁胺);对于血压低、心率慢的患者可考虑选用多巴胺。

(3)血红蛋白值目标值为 70~90 g/L。

2.止血复苏

以恢复凝血功能为核心。

(1)增加新鲜血浆和血小板等血液制品输注,红细胞、血浆、血小板可按1:1:1比例进行输注,尽可能避免大量输注晶体液以防稀释性凝血病。

(2)创伤后3 h内使用氨甲环酸,首剂1 g,后续1 g输注持续8 h。

(3)对于大量输血的患者,需监测血浆离子钙水平并维持在0.9 mmol/L以上,避免大量输血导致枸橼酸中毒引发凝血异常,严重低钙血症可引发血流动力学不稳定。

(4)必要时输注纤维蛋白原或冷沉淀,纤维蛋白原的起始剂量为3~4 g,冷沉淀为50 mg/kg,并根据血栓弹力图和纤维蛋白原的检测水平指导是否继续输注。

(5)维持血小板$>50×10^9$/L,存在严重出血倾向、持续出血者和(或)创伤性脑损伤的患者,血小板目标值可提升至$100×10^9$/L以上。

(6)对于口服维生素K依赖抗凝药者,可使用浓缩的凝血酶原复合物进行紧急拮抗;使用或怀疑使用抗Xa因子药物如利伐沙班、阿哌沙班者,建议检测底物特异的抗Xa因子活性,如果存在致命性出血,则可使用大剂量的凝血酶原复合物(25~50 U/kg)以逆转。

(7)已经采取标准的控制出血策略和最佳传统止血措施的患者,如果大出血和TIC持续存在,建议使用基因重组的活化Ⅶ因子。对于单独颅脑损伤引起的颅内出血,不建议使用。

(8)警惕后期血液高凝状态和血栓形成,可尽早采用物理措施预防深静脉血栓形成,权衡风险选用抗凝药物。

3.损伤控制性手术

既能控制原发损伤造成的后果(出血、污染等),又能控制手术本身带来的创伤,避免患者进入"低体温,凝血异常,代谢性酸中毒"的"死亡三角",保存生命,为后续治疗创造条件赢得时间。

(1)需要紧急外科手术止血的患者应尽量缩短受伤至手术的时间。

(2)开放性四肢损伤存在威胁生命的大出血者,在外科手术前推荐使用止血带减少血液的丢失。

(3)对于有失血性休克的骨盆环破坏的患者,立即采用骨盆环关闭和稳定的措施。

(4)手术治疗的一般顺序:应遵循首先控制对生命威胁最大的创伤的原则来决定手术的先后,即是按照紧急手术(心脏及大血管破裂)、急诊手术(腹内脏器破裂、腹膜外血肿、开放骨折)和择期手术(四肢闭合骨折)的顺序,但如果同时都属急性时,应先是颅脑手术,然后是胸腹盆腔脏器手术,最后为四肢脊柱手术等,提倡急诊室内手术。

(5)在第一次急诊手术后应选择适宜时机实施后续计划性手术。

四、电解质紊乱

(一)低钠血症

1.指标

血浆 Na 离子浓度<135 mmol/L。

2.低钠血症分类

(1)高渗性低钠血症:细胞内液向细胞外液转移,导致细胞外液增多,钠离子浓度相对降低。

(2)等渗性低钠血症:也称假性低钠血症。

(3)低渗性低钠血症:真正反映水平衡紊乱造成的低钠血症,与抗利尿激素过多和(或)肾脏浓缩功能障碍相关,常伴细胞内液容量增加。根据容量状态可分低容量性低钠血症、高容量性低钠血症、正常容量性低钠血症。

3.临床表现

取决于持续时间、严重性。若低钠血症发展迅速,会出现急性脑水肿表现(头痛、嗜睡、癫痫、昏迷甚至死亡);若进展缓慢,即使严重低钠血症仍可能无明显症状。

4.诊断流程

血浆 Na 离子浓度<135 mmol/L→评估血浆渗透压(排除假性低钠血症)→评估容量状态→评估尿钠浓度。

5.治疗原则

首先纠正病因,根据具体情况决定纠正速度(过快、过慢均可能造成不可逆的神经系统损伤),有症状、急性(<48 h)立即处理,无症状、慢性不必紧急治疗。

(1)急性症状性低钠血症:纠正速度<2 mmol/(L·h)或<12mmol/(L·24h),常使用 3%NaCl (0.9%NaCl 100 ml+10%NaCl 30 ml)。先补应补钠量的 1/3:应补钠量＝血钠浓度改变量(mmol/L)×体质量(kg)×0.6(女性 0.5)。

(2)高容量性低钠血症:积极控制原发病,限制水的摄入,常合并使用呋塞米,必要时需 CRRT。若出现神经系统症状,需输入高渗盐水缓解临床症状。

(3)正常容量性低钠血症:限水(500~1000 ml/d)、利尿(袢利尿剂),注意补钠补钾,严重时亦可输入高渗盐水。

（4）低容量性低钠血症：补充等渗盐水。

（5）慢性症状性低钠血症：纠正速度<0.5 mmol/（L·h），或<8 mmol/（L·24 h）

（6）无症状性低钠血症：一般不需治疗，最简单的方法是限水。

（二）高钠血症

1.指标

血浆钠离子浓度>144 mmol/L。

2.临床表现

早期为口渴、尿量减少、无力、恶心、呕吐、发热等。高渗状态造成细胞失水，特别是脑细胞失水，可导致脑出血，从而引起一系列神经系统症状，包括肌无力，下肢偏重；神志最初兴奋，逐渐淡漠；肌张力增高、腱反射亢进；甚至抽搐、幻觉、昏迷、死亡。

3.治疗原则

积极治疗原发病，控制钠摄入和纠正不适当的钠输入。纠正细胞外液容量异常，补充水缺乏。补水量应包括不显性失水量及胃肠道失水量，至少1 L/24h。通常补充葡萄糖注射液。缺水量=0.4×病前体重（kg）×［（钠浓度/140）-1］，血钠下降速度不超过12 mmol/（L·d）。

（三）低钾血症

1.指标

血清钾浓度<3.5 mmol/L。

2.病因

（1）钾摄入不足：不能进食、进食不足、长期禁食；

（2）钾丢失或排出过多：经消化道丢失、经肾脏丢失；

（3）钾的异常分布：见于低钾性周期性麻痹、大剂量胰岛素、葡萄糖注射液静滴、急性碱中毒、儿茶酚胺分泌增加。

3.临床表现

（1）神经肌肉系统症状：最早为肌无力，钾浓度<2.5 mmol/L时可发生瘫痪、呼吸衰竭。

（2）消化道系统症状：胃肠道平滑肌张力减退，发生食欲不振、恶心、呕吐、腹胀、便秘，甚至肠麻痹。

（3）循环系统症状：心脏兴奋性、自律性增高，传导性降低，出现各种心律失常、传导阻滞，严重时出现室颤，部分可出现心功能不全和低血压。心电图表现为ST段压低、T 波增宽、低平、U 波出现、QT 间期延长。

4.治疗原则

（1）预防和处理致命性并发症,补钾,明确病因；

（2）口服补钾：$K^+>3$ mmol/L,KCL1.5~6 g/d,分 3~4 次口服；

（3）静脉补钾：无法口服或严重、有症状者,补钾速度：10~20 mmol/L(外周静脉 <10 mmol/L)。建议使用：0.9%NS 500 ml+KCL 1.5 g 外周静脉；9%NS 20 ml+KCL 3 g 经中心静脉导管泵入,5~10 ml/h。迅速纠正至 3.0 mmol/L 以上后减速或改口服补钾；

（4）低钾会合并低镁,需同时纠正低镁。

（四）高钾血症

1.指标

血清钾浓度>5.5 mmol/L。

2.病因

钾摄入、输入过多：静脉或消化道补钾过量、输入大量库存较久的血液、使用含钾药物、肾脏排泄钾减少等。

3.临床表现

（1）神经肌肉系统症状：血钾轻度增高,仅有四肢乏力、手足感觉异常、肌肉酸痛。血清钾>7 mmol/L,出现下肢软瘫。血钾继续升高,肌无力进一步加重并累及躯干及上肢,严重者可累及呼吸肌,甚至发生呼吸衰竭。

（2）心血管系统症状：心肌收缩力减弱、心脏扩大、心音减低、心律失常,主要表现为窦性心动过缓、传导阻滞和异位心律失常。

（3）其他系统症状：表情淡漠、反应迟钝、嗜睡、昏迷；恶心、呕吐、腹痛、肠麻痹。

4.治疗原则

停止钾摄入、积极防治心律失常、降低血钾浓度、处理原发病,改善肾功能。

（1）对抗心律失常：10%葡萄糖注射液 10~20 ml 静推(>10 min),数 min 起效,作用时间 30~60 min,必要时可重复。

（2）降低血钾浓度：

①25%~50%GS 100 ml,或 10%GS 500 ml 加入胰岛素静脉输入［葡萄糖：胰岛素 =(3~4)：1］。

②5%碳酸氢钠 100~200 ml 静脉滴入。

③降钾树脂 30~90 g。

④排钾利尿剂。

⑤血液透析。

(五)低钙血症

1.指标

离子钙<1.1 mmol/L;血清校正钙<2.2 mmol/L[血清校正钙=测定钙+0.02 ×(40-白蛋白浓度)]。

2.病因

甲状旁腺功能减退,维生素 D 代谢异常,肾衰竭,药物。

3.临床表现

低钙血症的症状与血钙下降的速度相关,与血钙降低的程度可不完全一致。

(1)神经肌肉系统:神经肌肉兴奋性升高,手足搐搦、反射亢进、感觉麻痹、抽搐。

(2)心血管系统:主要为传导阻滞等心律失常,严重时室颤。心电图典型表现为Q-T 间期及 ST 段明显延长。

(3)骨骼、皮肤、软组织:慢性低钙血症表现为骨痛、病理性骨折、骨骼畸形,还常伴有皮肤干燥、色泽灰暗,毛发稀疏,指甲易脆。

4.治疗

(1)急性处理:5% 葡萄糖注射液 20 ml+10% 葡萄糖酸钙 10～20 ml 静推(>10 min);随后 10% 葡萄糖酸钙稀释于 5% 葡萄糖注射液中静滴,维持血清钙水平在正常范围下限(静滴速度:元素钙每小时 0.5～1.5 mg/kg),伴有低镁血症需同时补充镁。

(2)慢性处理:推荐联合应用钙+维生素 D 制剂,必要时联合噻嗪类避免高尿钙。

(六)高钙血症

1.指标

离子钙>1.5 mmol/L;血清校正钙>2.5 mmol/L[=测定钙+0.02 ×(40-白蛋白浓度)]。

2.病因

肠道钙吸收增加,骨钙吸收过多。

3.临床表现

高钙血症的症状与血钙上升的速度相关。

(1)神经肌肉系统:疲乏无力、精神不集中、失眠、抑郁、神志不清甚至昏迷。

(2)心血管系统:心肌兴奋性增加,易出现心律失常及洋地黄中毒。心电图典型表现为Q-T 间期缩短。

(3)胃肠道系统:恶心、呕吐以及便秘,部分患者合并消化道溃疡及胰腺炎。

（4）泌尿系统：多尿、肾结石、肾衰、异位钙化。

4.治疗

（1）增加尿钙排泄：补充等渗盐水，200~300 ml/h 的初始速度，使尿量为 100~150 ml/h；应用袢利尿剂，抑制钙的重吸收而增加尿钙排泄，使用时应维持足够容量。

（2）抑制骨重吸收：降钙素 4 U/kg，皮下或肌内注射，q12h；可增加剂量至 4~8 U/kg，q6h；双膦酸盐，目前是治疗恶性肿瘤相关的高钙血症的标准治疗，常与盐水和降钙素联用。

（3）减少肠道钙吸收：应用糖皮质激素，250 ml GS+200 mg 氢化可的松，2~5 天起效；口服磷。

（4）透析：对肾功能下降或心功能不全患者尤为适用。

（七）低磷血症

1.指标

血清磷<0.8 mmol/L。

2.病因

体内磷分布异常，肠道吸收减少，肾脏排磷增加等。

3.临床表现

代谢性脑病，表现为易激动、神志障碍、木僵、昏迷、肌无力、横纹肌溶解，造血功能异常、出血，食欲减退、恶心、呕吐。

4.治疗

无症状轻中度低磷血症无须补充；有症状、严重低磷血症（<0.32 mmol/L）可补充。

（1）食补：奶类、鱼类、果核类。

（2）口服药物：磷制剂，1~2 g 每日，分次口服。

（3）静脉补充：0.16~0.64 mmol/kg（>4 h）。

（八）高磷血症

1.指标

血清磷>1.45 mmol/L。

2.病因

磷负荷升高，磷排泄下降。

3.临床表现

多无症状，急性高磷血症可增加钙磷沉积风险，导致转移性钙化（软组织、冠状动脉)。

4.治疗

无症状的急性高磷血症,肾功能正常,排泄过量磷后多可恢复;有症状的伴肾功能不全者行血液净化治疗,CRRT 优于间歇性血液透析;慢性高磷血症者应限磷饮食、应用磷酸盐结合剂(碳酸钙、醋酸钙)。

五、脂肪栓塞综合征

脂肪栓塞综合征系指发生严重创伤,尤其是骨盆或长骨骨折后,非脂化脂肪栓子进入血流,阻塞体内小血管或毛细血管,产生的以突发性的皮肤瘀斑或出血、呼吸系统及脑神经系统症状等为主的一组综合病症。

1.病因

(1)长骨骨折或骨盆骨折,尤其是以股骨干为主的多发性骨折,开放性骨折少见。

(2)较大骨科手术,见于髓内钉固定术、髋或膝关节置换术等。

(3)严重软组织损伤,见于脂肪肝或脂肪含量丰富的肌肉创伤、胸腹大手术,甚至胸外心脏按压等。

(4)某些非创伤性因素,罕见于严重感染、各种中毒、糖尿病及静脉造影等。

2.临床表现

(1)呼吸系统:胸闷、胸痛、咳嗽、气促、发绀、呼吸困难进行性加重等肺水肿、呼吸窘迫综合征症状。肺脂肪栓塞具有典型的 X 线表现,胸片肺脏呈"云雾状""暴风雪状"影像。

(2)神经系统:脑脂肪栓塞多呈弥漫性,因此极少出现定位体征,可有斜视、双侧瞳孔不等大、偏瘫体征及尿崩症出现。主要表现为烦躁不安、谵妄、蒙眬、嗜睡、昏迷等进行性意识障碍,并伴有头痛、头晕、呕吐、尿失禁、抽搐、痉挛、去大脑强直、体温调节障碍(高热)等脑缺氧和自主神经功能紊乱症状。

(3)循环系统:常表现为脉搏突然增快(每分钟增加 20~100 次),继而心律不齐、心音遥远、血压骤降并伴有心绞痛,心电图表现为 Q-T 间期延长,S-T 段电压低,T 波低平、倒置,束支传导阻滞及心律失常等心肌缺血性改变,要注意肺动脉高压及冠状循环脂肪栓塞引起的心率、心律变化和低血容量性休克引起的变化的区别。

(4)泌尿系统:肾脂肪栓塞时可在尿内检出直径 10~20 μm 的脂肪滴(在血液及痰液中也能检出)。由于脂肪比重小而具有悬浮性,故应留取终末尿提高阳性率。

严重的肾脂肪栓塞可引起肾功能衰竭。

（5）发热和出血点：这是诊断脂肪栓塞综合征的两个重要依据。发热多在38℃以上，发生在创伤后48 h内，并与脑症状同时出现。凡超出创伤应激和创伤后感染范围的难以解释的突发性高热，常提示有脂肪栓塞发生。出血点多在伤后24~72小时或7~8天内发生，但出现率不一，最低20%，最高50%。多出现于肩、颈、前胸、腋、腹、前大腿等部位皮肤，尤以下眼睑结膜和眼底为显著。出血点呈针尖大小，形圆，色红，且逐渐变色。持续几小时或数天后消失，不融合成片，可呈一过性或分批出现。

3.诊断标准

（1）主要指标：点状出血；呼吸道症状及胸片；头部外伤以外的脑症状。

（2）次要指标：动脉血氧分压低于60 mmHg；血红蛋白低于100 g/L，排除其他失血情况者。

（3）参考指标：脉搏>120次/分，体温>38℃，血小板减少，血中有脂肪滴并伴有血脂肪酸升高和血清胆碱酯酶升高，血沉>70 mm/h，尿中出现脂肪滴。

上述指标中，如主要指标超过2项或仅1项，而次要或参考指标超过4项即可确诊。如无主要指标成立，仅有次要指标1项或参考指标超过4项者应疑为非典型脂肪栓塞综合征。

4.治疗

总原则是对骨折进行稳妥的固定，减少断端对组织的再损伤，以减少脂肪栓子的来源，积极抗休克治疗，补充有效血容量，以减少因休克诱发和加重脂肪栓塞的发生与发展。由于没有直接溶解脂肪栓子的药物，因此，治疗的主要方法为生命支持，对症治疗，预防感染，提高血液乳化脂肪的能力。

（1）可以鼻管或面罩给氧，使氧分压维持在70 mmHg以上即可，创伤后3~5天内应定时行血气分析和胸部影像学检查，必要时机械通气。

（2）补充有效循环容量，纠正休克，同时注意肺水肿发生，有条件应补充血液和白蛋白，以利保证血液携氧能力和维持血液胶体渗透压，减少肺间质水肿。如果血压正常，无休克状态，液体出入量应保持负平衡。

（3）在有效的呼吸支持治疗下血氧分压仍不能维持在60 mmHg以上时，可用激素。一般采用氢化可的松300 mg/d或地塞米松10~20 mg/d，用2~7 d，停药后副作用较小。

（4）辅助治疗：减少脑组织和全身耗氧量，降低颅内压；选用适当抗生素预防感染,抗生素可按常规用量应用。

六、围手术期谵妄

1.定义

谵妄是多种原因引起的一过性意识混乱状态,主要特征为意识障碍和认知功能改变,以精神症状为主,但其产生和发展是全身疾病与脑功能共同作用的结果。

2.危险因素

谵妄的危险因素分为两大类:易患因素和诱发因素。易患因素常不可逆转,如高龄、认知功能障碍、合并多种内科疾病、视力障碍、听力障碍、酗酒史。在易患因素的基础上,任何机体内外环境的紊乱均可促发谵妄,成为诱发因素。如疼痛、贫血、感染、营养不良、活动受限、低氧血症、脱水和电解质紊乱、酸碱失衡、尿潴留和便秘易诱发谵妄、睡眠剥夺:病房中诸多因素均可导致睡眠质量下降,如药物(抗胆碱能药、苯二氮䓬类镇静催眠药、阿片类麻醉镇痛药)。

3.临床表现及分型

包括活动亢进型、活动抑制型、混合型谵妄。

4.诊断标准

谵妄的诊断主要依据临床检查及病史。目前推荐使用 ICU 谵妄诊断的意识状态评估法(CAM-ICU),见表 3-3。CAM—ICU 主要包含以下几个方面:突然的意识状态改变或波动;注意力不集中;思维混乱和意识清晰度下降。

表 3-3 ICU 谵妄诊断的意识状态评估法

特征 1:意识状态急性改变或波动	阳性标准	如阳性在这里打√
患者的意识状态是否与其基线状况不同; 或在过去的 24 小时内,患者的意识状态是否有任何波动,表现为镇静量表评分改变(如 RASS、GCS 评分); 或既往谵妄评估得分的波动。	任何问题答案为"是"	
特征 2:注意力障碍		
举例:跟患者说,"我要给您读 10 个数字,任何时候当您听到数字'8',就捏一下我的手表示。"然后用正常的语调朗读下列数字,每个间隔 3 秒。 6859838847 当读到数字"8"患者没有捏手或读到其他数字时患者做出捏手动作均计为错误.	错误数>2	

特征3：意识水平改变		
如果RASS实际得分不是清醒且平静(0分)为阳性	RASS不为"0"	
特征4：思维混乱		
举例： 是非题：石头是否能浮在水面上？海里是否有鱼？1斤是否比3斤重？您是否能用榔头钉钉子？当患者回答错误时记录错误的个数。 执行指令：跟患者说："伸出这几根手指"(检查者在患者面前伸出2根手指)，然后说："现在用另一只手伸出同样多的手指"(这次检查者不做示范)，如果患者只有一只手能动，第二个指令改为要求患者"再增加一个手指"，如果患者不能成功执行全部指令，记录1个错误。	错误总数>1	

注：若患者有特征1和2，或者特征3，或者特征4，就可诊断为谵妄。

5.诊断注意事项

(1)必要条件：急性意识改变和注意力受损是诊断谵妄的必要条件。

(2)早期发现：每日评估有助于早期发现谵妄，早期识别和干预亚临床谵妄，可降低其进展为临床谵妄的风险。

(3)注意分型：抑制型谵妄和混合型谵妄并不少见，应给予重视。

(4)鉴别诊断：重视谵妄与痴呆、抑郁症的鉴别。

6.谵妄对骨科患者临床结局的影响

(1)死亡率：谵妄对老年髋部骨折存活的影响目前尚无明确的结论，但大多学者认为髋部骨折合并谵妄术后死亡率明显增高；且可以确定谵妄患者住院时间长、花费高、出院后需专人护理、痴呆发生率可达38%。

(2)功能恢复：谵妄患者伴有注意力、思维、记忆、情感障碍等，交流困难，很难配合康复功能锻炼。大多学者认为老年髋部骨折合并谵妄患者术后髋关节功能很难恢复至伤前水平。

7.预防

谵妄对老年骨科患者预后的影响深远，因此谵妄的预防和治疗成为老年骨科患者围手术期管理的核心；研究表明每年约33%~66%谵妄漏诊、误诊或未给予处置，这将延误治疗，增加住院时间；30%~40%的谵妄可以通过针对其危险因素(疼痛、制动、低血压、视力及听力障碍、睡眠节律紊乱)进行预防而避免。

(1)镇痛：推荐如下疼痛管理流程(图3-1)。

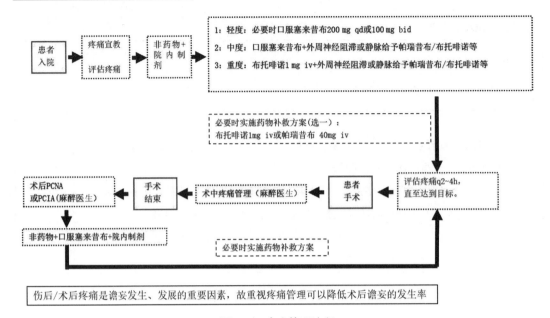

图 3-1 疼痛管理流程

（2）麻醉方式及麻醉深度：与全身麻醉比较，区域阻滞麻醉后心肺并发症、深静脉血栓、肺栓塞、谵妄和认知功能障碍发生率降低，区域阻滞麻醉后住院时间缩短；无禁忌证时优先考虑椎管内麻醉，并在患者摆位前，实施患侧局麻药髂筋膜阻滞。控制麻醉深度可预防谵妄，避免过深麻醉能降低术后谵妄的发生率；相对于深度麻醉，术中适宜的浅麻醉能降低 50% 的谵妄发生率。阿片类药物可以显著增加谵妄的发生率，老年骨折患者以镇痛治疗神经阻滞或非甾体药物为一线选择，阿片类药物仅作为补充、补救措施。

（3）环境和睡眠管理：通过灯光的昼夜调节、降低病房内噪声、维持舒适的温度改善睡眠环境；无论是应用咪达唑仑还是丙泊酚，均会引起睡眠结构的改变，减少快动眼睡眠和慢波睡眠时间，持续镇静治疗还会使睡眠-觉醒昼夜节律及褪黑素昼夜分泌节律消失；合理的睡眠管理推荐应通过声光的管控及放松疗法等非药物方式进行，通过耳塞和眼罩，联合轻缓的音乐可以不同程度地改善睡眠，减少谵妄的发生；右美托咪啶可缩短谵妄持续时间，或可预防谵妄发生。

（4）早期活动：运动可以促进肢体血液循环，改善脑部血供，预防大脑发生缺血性损害；运动还可以增加皮质内胆碱能纤维密度，增加体内抗炎物质的产生。早期活动既可给予患者心理支持，也可增强躯体器官功能，减少并发症，已成为谵妄患者集束化管理策略的一项重要举措。在患者全身状态允许情况下，建议于术后 6 h 内开始康复锻炼，并由多学科康复小组提供帮助。助行器辅助能加快术后恢复，缩短住院时间。

（5）多学科协作:包括骨科、麻醉科、老年科、重症医学、药理等在内的多学科协作模式与传统医疗模式相比,可以显著降低术后谵妄的发生率;护士主导谵妄评估的准确性由56%升至95%,而在治疗方面,临床药师参与的镇静、镇痛、谵妄管理策略可明显缩短住ICU时间和住院时间;而麻醉医生的参与,术中注意监测麻醉深度和维持轻度镇静,对预防术后谵妄也有重要意义。

（6）其他:充足氧供应,维持血氧饱和度>95%;给予充足的营养支持,预防低蛋白血症;保持一定灌注压,收缩压维持在90 mm Hg以上;保证血红蛋白含量>100 g/L,出现贫血症状时可输红细胞进行调节;维持正常体温;快速评估(避免过度评估),尽可能早期手术。

8.*治疗*

（1）对因:大多数谵妄患者存在很多致病因素,如疼痛、睡眠障碍、炎症和服用导致谵妄发生的药物,医生应尽可能消除病因,常见包括:纠正低氧血症、纠正心衰、控制感染、恢复水和电解质平衡、减轻疼痛、纠正贫血和低血容量、调节直肠和膀胱功能、摄入足够营养、尽量早期活动、维持良好的睡眠-觉醒规律等。

（2）对症:谵妄患者如出现躁动、妄想或幻觉,以至于不能配合治疗,则需要辅助药物治疗。药物治疗的作用是消除患者的不适,减少中枢损害及能量消耗,防止意外损伤和不良事件。常使用药物包括:右美托咪定,丙泊酚,咪达唑仑,氟哌啶醇,奥氮平等。

（3）中医辨证施治:谵妄中医辨证及方药选择见图3-2。

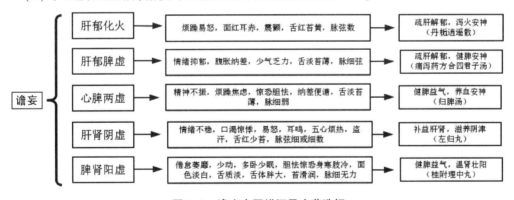

图3-2 谵妄中医辨证及方药选择

第四章　老年骨折康复

第一节　老年骨折康复的关注要点

老年骨折康复根据其疾病特点,以尽可能恢复受伤前的功能为主,日常生活能力是康复医学关注的重点,同时,积极预防因功能障碍引起摔倒等。

老年骨折以髋部骨折、脊柱压缩骨折、桡骨远端骨折及肱骨近端骨折等为多见,其康复治疗除骨折部位本身的要求外,老年人的整体情况尤其应引起重视,中医整体观念在老年骨折康复治疗中得到充分体现。关注老年骨折的康复,应从以下几点入手。

一、关注制动的严重后果

制动包括局部固定、神经瘫痪、卧床三个方面,对肌肉和骨关节系统的影响较大。骨折或骨关节手术后因固定或制动,导致相当数量的患者在固定去除后发生肌肉萎缩、关节功能障碍。骨伤康复工作者必须致力于积极参与早期康复治疗,避免此类情况的发生。

制动对人体的影响主要体现在以下几个方面。

1.肌肉系统

(1)肌肉废用性萎缩:全身或局部制动均可造成肌肉废用性萎缩,关节固定2周以上均可造成肌肉萎缩。石膏固定后肌肉萎缩比卧床休息要明显得多。正常人卧床时使用背肌和下肢肌肉翻身,就可以减少肌肉萎缩。而瘫痪和老年患者则会出现更多的肌肉萎缩。健康人卧床休息7天,大腿肌肉体积即可降低3%,一个月肌纤维横断面积减少10%~20%,二个月可能减少至50%。采取单下肢悬吊,另一下肢负重作为模型,制动4~6周,大腿中部肌肉横断面积减少7%~14%。石膏固定131天之后下肢体积减小12%,而肌纤维横断面积减少42%。等长收缩运动可以减轻这种肌肉萎缩,但不能消除。

承担体重和步行的主要肌肉制动后萎缩最明显,伸肌萎缩超过屈肌。制动后慢肌纤维减少7.5%,而快肌纤维减少14.7%。萎缩的肌肉蛋白合成能力降低,脂肪和结缔组织相对增多。超微结构的改变包括:细胞水肿、纤维结构紊乱、细胞线粒体增大、肌钙蛋白激活、蛋白酶增高等。肌肉处于缩短位会增加肌肉萎缩程度,因此肌肉牵张或者将肌肉置于延长位有利于减少萎缩。等长或者等张运动可维持肌力。这也是运动康复的生理学基础。早期站立也有利于减少肌力下降。肌肉电刺激可以减轻制动导致的肌力下降。

(2)肌力下降:制动后姿势肌(背肌)或者抗重力肌(下肢肌)影响较大,上肢肌力损失较小。卧床导致肌肉完全休息,肌肉力量降低速率为每天下降1%(0.7%~1.5%/d),每周10%~15%,3~5周内肌力可下降20%~50%。健康人卧床休息一个月最大伸膝力矩降低21%。石膏制动6~7周后,肌力下降为:屈肘肌降低6.6%,屈肩肌降低8.7%,踝背屈肌降低13.7%,跖屈肌降低20.8%。膝关节手术后27~43天股四头肌肌力降低40%~80%。在主要肌群中,腓肠肌肌力下降最为明显(20.8%),其次为胫前肌(13.3%)、肩带肌(8.7%)和肱二头肌(6.6%)。肌力下降不仅与肌肉横截面减少有关,也与肌肉的神经支配有密切关系。制动后定量运动负荷时运动单元募集明显减少,EMG显示肌电活动减弱。肌力和神经功能减退造成步态不稳和运动协调性降低。恢复活动1周后肌力恢复50%,肌电恢复正常。

(3)肌肉血管密度降低:30天卧床休息可以造成腓肠肌的毛细血管密度降低38%。实际上维持毛细血管密度的运动量可以很小,高度训练的运动员在停止训练84天后,毛细血管密度并没有减少。

(4)肌肉代谢障碍:卧床休息30天后腓肠肌和股外肌的β羟酰基辅酶A脱氢酶和枸橼酸合成酶显著降低,但糖酵解酶无改变。卧床42天使肌肉线粒体密度减少16.6%,氧化酶活性降低11%,总毛细血管长度缩短22.2%。制动后肌肉疲劳性提高,与ATP、CP和糖原储备降低,利用乳酸和脂肪酸的能力降低有关。卧床短期内就可以发生肌酸磷酸激酶升高。3天卧床休息即可使胰岛素受体敏感性迅速降低,葡萄糖耐量异常,口服葡萄糖后诱发高胰岛素血症。这种改变将增加成年人发生糖尿病的可能性。

(5)肌肉改变的可逆性:制动后的肌肉功能减退可以通过渐进康复训练而得到恢复,但恢复肌力的肌肉质量所需的时间以及超微结构的改变是否能完全恢复,目前尚无研究证实。对于骨关节固定的患者,最好在固定期间一直坚持等长收缩运动,可减轻肌肉萎缩,促进骨折愈合。

2.骨关节系统

(1)骨钙代谢和骨质密度:维持正常骨质需要原有骨质的吸收和新骨的形成达到动态平衡。骨骼的密度和形态取决于施加在骨上的力。因此骨质丢失最明显的为抗重力的下肢和维持躯干姿势的骨骼。制动与失重均可以产生同样后果。年轻者的骨质丢失更为明显,长期卧床或制动可以导致骨质吸收和新骨形成的平衡发生紊乱,表现为相对或绝对骨质的吸收超过形成,结果为骨钙丢失或骨质疏松。

(2)骨密度(BMD)降低:BMD 降低主要发生于承受体重的骨骼,机制是破骨活动增加,而成骨活动减少。患者的 BMD 降低比正常人更为明显。脊柱侧弯患者严格卧床休息情况下,脊柱 BMD 每周降低 0.9%。但是正常人卧床 119 天脊柱 BMD 丢失仅为 3.9%。跟骨是承受体重最大的骨骼,正常人卧床 17~18 周,跟骨的 BMD 降低 10.4%~49.5%。BMD 降低的程度与制动程度有关。急性脊髓损伤后 6 个月,完全瘫痪肢体的跟骨 BMD 丢失可以达到 67%。而健康人卧床休息(制动相对不完全)在同样时间脊柱骨 BMD 减少仅为 0.3%~3.0%,跟骨平均为 1.5%。

(3)关节退变和功能障碍:长期缺乏活动还促使骨关节的退变。制动 30 天可以造成严重的关节退变。关节腔内可以有结缔组织的纤维脂肪性增生,同时有关节滑膜萎缩和骨骼退变,关节软骨的承重面出现坏死和裂隙,老年人的关节边缘出现骨赘。其原因可能与关节囊挛缩和位置固定,造成关节软骨面受压,软骨水分减少,从而使软骨发生退行性变性有关。骨赘的形成与骨骼承重应力的改变可能有关。由于肌纤维纵向挛缩、滑膜萎缩、关节内粘连和关节囊挛缩,关节活动功能出现不同程度的障碍。临床上由于石膏固定造成非损伤关节发生关节挛缩畸形的情况屡见不鲜。制动后长期卧床的典型改变是:髋关节和膝关节的屈曲挛缩畸形,踝关节处于跖屈畸形。上肢挛缩畸形少见。可见手指屈曲畸形、肘关节和腕关节屈曲畸形、肩关节内旋挛缩畸形。卧床 11 周关节软骨厚度降低 9%,异常的发生率高达 42%。

(4)骨关节改变的可逆性:短期制动所致的改变可以较快逆转。但长期卧床休息所导致的骨钙负平衡的恢复时间比制动的时间长 5~10 倍。脊髓损伤患者(慢性期)麻痹下肢采用电刺激肌肉的方法可以增加局部骨质密度。在制动期间进行运动锻炼(包括等长运动,等速运动和动力性运动)可以减轻骨质改变,但是尚无研究证实是否能够阻止这些制动的副作用。关节固定时如果给予小范围(5°左右)的活动,可以有效地防止关节产生严重功能障碍。对于关节手术后的患者,给予持续性被动活动(CPM),可以降低术后关节活动障碍的概率。预防制动导致的骨质疏松需要早期负重和活动。每天安静站立数小时就可以在一定程度上预防骨钙丢失和高钙血症。

3.心血管系统

制动对心血管系统的影响十分迅速。短期制动可以导致血液循环功能迅速减弱;长期制动可导致心血管失健,即心血管系统功能衰退。

(1)血容量减少:卧位时有 500~700 ml 血液从下肢回流到胸腔,谓之中心体液转移。中心血容量增加,导致右心负荷增加,对压力感受器的刺激增强,从而导致抗利尿激素分泌减少,肾脏滤过率明显增加,血容量减少。制动 1~2 小时血容量迅速减少,这是短时间卧床造成的最明显的心血管改变。制动 24 小时血容量减少 5%,6 天减少 10%,14 天减少 15%,20 天减少 20%。血容量的减少对心肌梗死患者非常不利,可造成非心源性的循环更能以及相应的运动功能减退。

(2)心率增加:制动早期,基础心率每天约增加 0.5 次/分,3~4 周后约增加 4~15 次/分。卧床后进行直立位活动时,心率增加更显著,且心率的增加与卧床时间长短成正相关。卧床 3 周后,亚极量运动的心率增加 30 次/分,每搏量和心排出量均降低 15%。心率增加与容血量减少,每搏量下降、自主神经功能失调(迷走神经张力下降或交感神经张力增加)等因素有关。由于基础心率对保持一定水平的冠脉血流量极为重要,若基础心率加快,心脏舒张期缩短将使冠脉血流灌注减少,引发心肌缺血。

(3)血流速度减慢:由于制动后每搏量下降、心排出量下降、交感神经兴奋性降低、血管外周阻力增加及血液本身理化特性的改变,从而各动脉血流速度均有所减慢,以腹主动脉、股动脉及大脑中动脉血流速度减少最为明显。动脉血流速度的下降及下肢静脉顺应性增加,导致下肢静脉血流阻力增加,这种血流动力学的变化为动、静脉血栓形成提供了条件。

(4)血栓形成:由于制动后血容量减少、而血液中有形成分并不减少,故血细胞比容增高,血液黏滞度明显增加,血小板凝聚力和纤维蛋白原水平也有所增高,加之动、静脉血流速度减慢,以上因素均为血栓的形成提供了良好的环境。卧床者血栓形成的概率明显增加,最常见的是深静脉血栓、血栓性脉管炎和肺栓塞。不能步行的脑血管意外患者发生深静脉血栓的危险性是可步行者的 5 倍。病变累及肢体发生血栓的危险是未累及肢体的 10 倍。冠状动脉粥样硬化部位血栓形成的概率也会增加,容易诱发心绞痛和心肌梗死。

(5)体位性低血压:体位性低血压是指由卧位转换为直立位时出现血压显著下降,表现为头晕、恶心、出汗、心动过速、甚至晕厥,老年人更为严重。卧床休息数天即可产生体位性低血压。体位性低血压的发生与交感肾上腺系统反应不良、心脏压力反射能力障碍、循环血容量减少及静脉回流不足等因素有关。

4.神经系统

人体的一切行为,均是在完美的神经肌肉控制协调下完成的。制动后,因瘢痕、关节囊挛缩等,引起人体神经肌肉控制能力下降。骨科康复的一项重要内容,便是尽可能地通过训练的方式恢复神经肌肉控制能力。

二、以"功能观"为导向，关注日常生活能力

日常生活能力(ADL)是老年人最重要的能力，亦是骨伤康复最重要的目标。作为以"功能观"为导向的康复医学，在临床诊疗过程中，尤其强调重视功能的恢复。康复医学中所谓的"功能"是指：人们维持日常生活和进行工作、学习、劳动和社会生活等所必需的能力，如生活自理功能，包括穿衣、吃饭、大小便、梳洗、行走以及如厕、简单家务等劳动；言语功能，包括听、说、读、写等；认知功能，包括注意力、记忆力、表达理解能力、综合分析能力等；另还有如感知能力、社会适应能力、情绪调节能力等。更高标准的要求还有患者完成维持其生活所必需的相对应的职业能力，如文书写作能力、计算机操作能力、浆洗缝补能力、驾驶或骑行能力以及其他脑力和体力劳动能力等。对于有特定要求的患者，如从事专项职业运动人群如运动员、军人或特定岗位人员，还应包括尽可能恢复其从事相应专项运动的能力。

所谓"功能观"的核心意义便是独立性和适应性，即能独立地完成相关活动的能力，同时，针对环境的变化又能体现出一定的适应性。这是康复训练和康复治疗的基础，也是康复的目标。为了维持、改善及恢复功能，须遵循以下原则。

1.积极预防和矫正继发性功能障碍

老年骨科常见的桡骨远端骨折，因需至少长达3周以上的固定，多数患者出现不同程度的腕、手功能障碍，甚至部分患者出现肘、肩关节的功能障碍。在腕、手功能障碍中，尤其以掌指关节和指间关节强直为主，严重者出现Sudeck骨萎缩综合征(反射性交感神经营养不良)，患者出现腕、手及前臂疼痛，局部烧灼样感，皮肤感觉过敏、掌骨脱钙、掌指关节及指间关节强直等，严重影响患者功能及生活质量。康复应积极早期介入，在固定期间，指导患者早期行以临近关节和健侧肢体为主的主动运动，具体包括掌指关节、指间关节的握拳运动，患侧肩、肘关节的主动屈伸等运动。

2.积极发展、寻求补偿及代偿功能

老年髋部骨折，如股骨颈、粗隆间骨折、全膝置换术后等，视骨折类型不同而采取不同的手术方案，但其康复原则相同，均是强调在术后早期积极开始运动，在助行器、拐杖、轮椅等的帮助下，开始早期积极运动，即使是在卧床期间，亦强调健侧肢体的功能，如进行双上肢的肌力训练为下床做准备等。尤其关注互相训练在早期康复训练中的重要意义。另还需强调健康教育的重要性，教育患者形成健康的饮食习惯，教会患者家属掌握相应的翻身、擦浴等工作，积极防治褥疮。

3.调整生活及职业环境

对居住及工作环境进行调整，如调整楼层，调整座位及座椅等，进行马桶改造，增加无障碍通道，进行楼道增宽以适应轮椅等。

4.重视心理疏导

心理康复在老年骨科康复中占有重要地位。骨折所致的创伤、慢性老年性退变等疾病,对老年人而言,本身就是一种沉重的心理压力,加上病痛的折磨、功能的不同程度的丧失、治疗所带来的疼痛与不适、检查过程的烦琐等等,若同时伴有经济上的忧虑、担心长时间的修养给家人带来的麻烦等,会严重影响患者的康复过程。

5.根据 ADL 的分级选择适合的目标进行训练

日常生活能力的分级法很多,下面介绍一种比较简单的,适合老年人的分级方法——Katz 分级法:Katz 分级法是对日常生活活动中的进食、穿衣、大小便控制、如厕、洗澡、床椅转移训练等 6 个方面的独立能力分为 A~G 7 级,其中,A 级为功能最好,G 级为功能最差,具体介绍如下:

A 级:完全独立完成,即能独自完成进食、穿衣、大小便控制、如厕、洗澡、床椅转移训练等六个方面的能力。

B 级:能够独立完成上述 6 项中的任意 5 项。

C 级:能够独立完成 4 项活动,洗澡和另外任意一项不能完成。

D 级:能够独立完成 3 项活动,洗澡、穿衣和其他任何一项不能完成。

E 级:能够独立完成 2 项活动,洗澡、穿衣、如厕和其他任何一项不能完成。

F 级:只能独立完成进食或大小便控制其中任何一项活动,其余 5 项皆不能独立完成。

G 级:上述 6 项活动皆不能完成。

在这 7 级的基础上,可以归纳为良、中、差三级,即 A、B 为良,能完成 5 项以上的能力;C、D 为中,能完成 3 至 4 项的能力;E、F、G 为差,只能完成 2 项以下的能力,甚至完全不能独立完成。

Katz 分级法简单方便,便于临床操作,易于推广。

三、关注转移训练

老年骨伤患者,在术后早期,既要注重早期锻炼,又要重视骨折端的保护,早期不能下床的患者,需学会相关的转移训练,例如床上转移、卧—坐转移、坐—站转移、床—轮椅转移、轮椅—浴缸转移、轮椅—汽车转移、床上转移—从一侧转移到另一侧、从仰卧位转移到侧仰卧位、侧向转移等。

四、关注平衡功能训练

平衡是指身体所处的一种姿势状态或在运动或受到外力作用时,人体自动调整并维持姿势稳定性的一种能力,这种能力极易受到各种因素包括疾病的影响,因此重建或恢复平衡一直是康复治疗所期望达到的目标。老年骨科常见的创伤为胸腰椎压缩骨折、髋部骨折、膝关节置换术后等。平衡训练有助于防止跌倒,改善预后,对胸腰椎压缩骨折的患者,还能改善腰背肌肌力,缓解疼痛。

1.坐位巴士球/瑞士球训练

坐位巴士球/瑞士球训练包括长坐位平衡训练和端坐位平衡训练。如下肢和腰椎骨折患者开始可采用长坐位平衡功能训练。只有很好地保持坐位平衡,才能进行站立位的平衡训练,为步行做好准备。

2.站立位训练

坐位平衡改善后,即可进行站立位平衡训练。

(1)静态平衡训练:患者不能独立站立时,先进行辅助站立训练。如由治疗师扶患者,或患者扶肋木(或助行架、手杖、腋杖)。静态平衡稍微改善后,可以减小辅助程度,如由开始的两位治疗师扶助减至一位治疗师扶助,或由扶助四脚步行架到三脚拐、单拐。当平衡功能进一步改善,不需要辅助站立后,则开始独立站立平衡训练。

(2)他动态平衡训练:患者保持站立位,面对镜子,治疗师站于患者旁边,从侧方、前方或后方等不同的方向推动患者,逐渐增加推动的力度和幅度,增大训练的难度。一开始训练时,患者可以双足分开较大距离,增大支撑面,利于保持平衡;随着平衡功能的改善,可以逐渐缩小支撑面至并足站立,直至单足站立。

(3)自动态平衡训练:患者面对镜子站立,治疗师站在患者旁边,患者足保持不动,重心分别向侧方、前方或后方移动并保持平衡;向左右转动并保持平衡;左右侧下肢交替负重支撑体重。也可以采用太极拳的云手式进行平衡训练。云手式是身体重心连续地前后左右转移的过程,同时伴随上肢运动,是一种简单易行的训练方法。此外,可以进行伸手触碰物体、伸手拿物、抛球或接球训练。

(4)采用平衡测试仪进行训练:患者双足置于测试仪的测力平台上,通过有意识地将体重转移到一侧下肢来提高自动态平衡能力;也可以通过视觉跟踪屏幕上移动的光标来带动重心向不同方向的移动,提高对重心的控制能力。难度等级逐渐加大。

(5)采用专门平衡训练仪器训练:如 Biodex 平衡训练仪分级训练,或用巴氏球、半圆木、翘板、铁饼、气垫、蹦床等进行训练。

五、关注作业疗法

患者由于身体上、精神上、发育上有功能障碍或残疾,以致不同程度地丧失生活自理和劳动能力,而作业疗法(OT)应用有目的的、经过选择的作业活动,对患者进行评价、治疗和训练,是一种康复治疗方法。作业疗法的目的是使患者最大限度地恢复或提高独立生活和劳动能力,使其能作为家庭和社会的一员过着有意义的生活。这种疗法对功能障碍患者的康复有重要价值,可帮助患者的功能障碍恢复,改变异常运动模式,提高生活自理能力,缩短其回归家庭和社会的过程。

老年骨伤患者常见的桡骨远端骨折,其易并发的手功能障碍(包括肩手综合征、反射性交感神经营养不良综合征),是老年骨伤中作业疗法最常见的适应证。主要影响的功能为腕、掌指关节、指间关节的屈伸和前臂的旋转,作业疗法的主要目的为尽可能恢复或代偿此项功能。早期以维持关节活动度为主,开展绘画、翻书、编织、书法、插花、陶器等活动。中后期逐渐加强力量练习,增加助力较大的活动及全范围活动,如使用缝纫机、织布机、印刷机、捻线机,木工作业等。

骨折稳定后,还可进行如下练习:

(1)治疗泥手功能锻炼:根据治疗早期、中期和后期的不同目的,可调节黏土的量及其软硬度,可增加手部肌力,具体方法有:粗大对指练习、粗大指屈曲练习、单独手指屈曲练习、单独分指对指练习、指外展练习等。

(2)弹力治疗带锻炼:根据弹力强度和治疗用途不同,治疗带可分为轻度、中度、大强度等几个级别,进行分级练习,在手部治疗中,主要用于肌力、耐力、协调性和关节活动度的练习。具体作业内容包括:伸指及指外展练习、拇外展及伸拇练习、伸指及屈掌指关节练习等。

(3)娱乐性练习:袖珍玩具和掌上游戏机在手作业练习中是非常有用的康复器械,具有治疗性和趣味性,针对性强,特别是针对青少年和儿童。对于改善手的灵巧性、手眼协调、感觉综合治疗、掌指关节和指间关节等的主动活动有明显效果。

(4)日常生活能力练习:穿珠子、插孔板等。

六、关注运动能力

骨科康复主要处理骨骼、肌肉、韧带、关节等运动系统的疾病。运动系统的主要功能是维持人的直立姿势和产生各种运动。运动是在保持关节稳定的前提下合理分布应力,在中枢神经系统的复杂而精确的控制下,通过肌肉协同工作而完成的一种活动。所有运动都是建立在一系列生理性条件反射的基础上的,包括信号的传入和整合、中枢控制和信号传出,涉及反馈、前馈等复杂控制模式。接收了来自视觉受体,前庭感受器,肌肉、肌腱、韧带、关节囊、皮肤的本体感觉信号后,大脑、小脑和脊髓的三级中枢进行复杂的处理后,再发出神经冲动获得对局部关节的良好控制和平衡协调的肌肉运动。创伤后,机械力受体的损伤、神经末梢和外周神经的损伤、长期制动导致大脑控制中枢的兴奋性改变、肌肉的萎缩等都可导致这一控制通道的损伤,从而造成各种问题。老年骨科康复患者的运动能力,主要包括以下三个方面:①减少及避免卧床并发症;②防止健侧肢体肌肉萎缩及功能障碍;③恢复日常生活能力。

运动中的关节稳定性需要精密的控制和肌肉的协同工作。人体某些肌肉有特殊的稳定功能,称作局部稳定肌,它们位于关节附近,在神经系统的精密控制下主要负责关节局部的稳定性。与此对应的为整体运动肌,它们一般远离关节、肌肉粗大、产生的力矩也较大,主要负责运动关节和应对外源性应力。研究显示,无论是急性创伤还是慢性退变,肌肉与骨骼系统普遍出现如下改变:局部稳定性降低、运动感觉功能降低、肌力降低、肌萎缩。而这些改变进一步导致神经肌肉控制能力下降,继而出现功能性不稳定并导致反复的微损伤。基于以上理论,现代骨科康复强调使用综合的、循序渐进的训练方案,强调对日常生活功能的恢复。组织的愈合是康复的基础,康复的首要目标是关节活动度的恢复和肌肉功能的恢复,然后过渡到以本体感觉训练和运动感觉综合训练为中心的功能性训练,最后进行日常生活能力训练。常用的运动疗法技术包括关节活动度维持和扩大技术、肌肉力量和耐力训练技术、神经肌肉控制训练技术、平衡功能和本体感觉训练技术、心肺功能增强训练技术、易化技术、运动再学习法等。

第二节　老年骨折康复

老年骨折康复的目的是采取积极措施,以消除创伤及长期固定造成的负面影响,减少及避免卧床并发症,最大限度地促进骨折愈合和功能恢复。

一、骨折康复治疗的机制与作用

骨折后的康复治疗可以协调固定与运动之间的矛盾,预防或减轻并发症的发生,使其朝向骨折愈合的方向发展。康复治疗常用方法有中医疗法、物理治疗法和作业疗法。科学地使用这些治疗方法可有效地控制感染、消除肿胀、促进创面修复、软化瘢痕、促进骨折愈合等。运动疗法则是以恢复功能为目标的治疗性训练。

1.促进肿胀消退

机体损伤后,局部组织出血、体液渗出,加上因疼痛反射造成的肌肉痉挛,负压效应消失,静脉、淋巴回流障碍,导致局部肿胀。同时,因疼痛反射引起的交感性动脉痉挛而导致的损伤部位缺血,亦加重了局部的疼痛。在骨折整复、固定的基础上,早期行中医疗法、物理治疗,并指导患者进行肌肉等长练习,恢复其负压效应,可有助于血液循环,促进肿胀消退。

2.预防或减轻肌萎缩

骨折后,由于肢体长期制动,必然会出现肌肉的废用性萎缩和肌力下降。通过练功、肌肉收缩训练,可改善血液循环和肌肉营养,促进肌肉的生理作用,可预防或减轻废用性肌萎缩。此外,还可以使大脑始终保持对有关肌肉的支配,无须在固定解除后重新建立这种联系。

3.防止关节粘连、僵硬

固定有利于骨折的愈合,但也限制了关节的活动。由于肌肉不运动,静脉和淋巴瘀滞,循环缓慢,组织水肿,渗出的浆液纤维蛋白在关节皱襞和滑膜反折处及肌肉间形成粘连、僵硬。中医疗法能活血化瘀、行气止痛、软坚散结;物理治疗能促进血肿及炎症渗出物的吸收,减轻关节内外组织的粘连。适当的关节运动,能牵伸关节囊及韧带、改善关节的血液循环、促进滑液分泌,从而防止废用性关节粘连、僵硬。

4.促进骨折愈合

中西医结合康复治疗可促进局部血液循环,加速新生血管的成长,正确的功能训练可保持骨折端的良好接触,产生轴向应力刺激,促进骨折愈合。对于关节内骨折,通过早期有保护的关节运动,也可以使关节面塑形。

5.提高功能障碍后期手术的效果

邻近关节部位的骨折或关节的损伤所造成的功能障碍,多由关节内或关节周围粘连所致。其中某些关节可采用松解术以改善功能。尤其是肘关节、膝关节应用较多。上述关节经松解术后的康复治疗是手术能否成功的重要因素。

二、骨折康复介入标准和时机

为科学地对骨折患者实施康复,避免和减轻患者残疾,有效改善患者机体功能,促使患者回归家庭和社会,应准确掌握以下骨折康复介入时机、康复适应证。

(1)经急性期临床治疗后,生命体征平稳,内/外固定稳定,无出血征象和伤口感染的单纯性四肢骨折。

(2)单纯性四肢骨折,固定良好,术后1~2天。

(3)复杂性骨折经过手术治疗,内固定良好,伤口初步愈合,病情稳定1~2天后。

(4)单纯外固定治疗的无移位骨折,或行单臂外固定支架者,外固定后1~2天。

(5)骨折后需要手术,但近期在等待手术期间需康复治疗。

(6)骨折脱位后有肢体关节肿胀疼痛、行走或肢体和关节活动障碍。

(7)骨折脱位后肌肉萎缩、关节失稳、周围神经功能障碍。

(8)骨折延迟愈合或不愈合。

(9)腰椎压缩骨折(椎体压缩1/4以上者)功能受限。

三、老年骨折康复综合测评

1.影像学资料分析和测评

(1)骨折的X线片分析,包括骨位、愈合情况、内外固定情况分析。

（2）骨折的 CT 分析，尤其是关节部位,包括 CT 扫描、三维重建等资料的分析。

（3）MRI 的分析,主要观察关节部位的软骨和韧带情况,如膝关节。

（4）彩色超声波分析,主要用于关节肿胀或肢体肿胀、血肿以及血管的分析。

（5）肌电图检查,关注周围神经损伤情况。

（6）骨密度检查:考察全身/骨折部位骨密度情况,根据骨密度变化情况制定关节松动术的手法的选择,尤其是在对年龄较大的患者实施关节松动术之前,以防再骨折意外发生。

2.疼痛肿胀情况分析测评

通常可以采用 VAS 疼痛评分、手指压痛、皮尺周径测量。

3.关节功能及 ADL 测评

上肢骨折时重点评定饮食、写字、更衣等功能。下肢骨折主要评定步行、负重等功能。

4.骨折部位肌力测评

徒手肌力、等张、等长、等速等肌力测评,根据步态、愈合期选择不同的测评方法。

5.心理因素测评

选择合适的量表对患者进行心理测评,有助于康复过程中对患者的宣教和沟通。

6.制定合理的康复目标

骨折康复之前,要根据骨折部位、骨折的类型、骨折的时间,以及骨折粘连范围、关节僵硬程度、局部异位骨化情况、骨折固定程度、疼痛肿胀、愈合程度、肌肉力量等制定切实可行的康复目标。

7.骨折临床愈合标准

当骨折达到临床愈合时,方可拆除外固定,进行功能训练,逐渐恢复患肢功能。判断骨折临床愈合的标准如下。

（1）局部无压痛及纵向叩击痛;局部无异常活动。

（2）X 线片显示骨折处有连续性骨痂,骨折线已模糊不清。

（3）拆除外固定后,在上肢若能向前平举 1kg 重物持续达 1min;在下肢若不挂拐,能在平地连续步行 3min,并多于 30 步;连续观察 2 周骨折处不变形。临床愈合天数为最后一次复位之日至达到临床愈合之日。在检查肢体负重情况和肢体异常活动时,应特别慎重,不宜在解除固定后立即进行。

四、骨折康复注意事项

特别观察骨折愈合情况:注意骨折对位对线、骨痂形成情况;注意发现是否存在延迟愈合或未愈合、假关节形成、畸形愈合等愈合不良情况;注意有无感染及血管、神经损伤,关节挛缩,骨化性肌炎等并发症。

五、老年骨科康复的影响因素

1.年龄

Koval 等对338 例老年髋部骨折患者的年龄和术后日常活动能力进行 Logistic 回归分析发现:患者年龄越大,术后第 3、6、12 个月日常活动能力恢复越差,年龄≥85 岁是骨折 1 年后日常活动能力不能完全恢复的一个预测因素。

2.骨折前活动能力

多项研究表明,患者骨折前行走和日常活动能力可影响骨折后的恢复水平。50 岁以上髋部骨折患者术后恢复的研究显示,患者术前活动能力可预测其出院时及 6 个月后的独立行走能力,经多元逐步回归分析,其回归系数分别是 2.11 和 3.78。

3.手术方式

以全髋骨折术后为例,有学者采用随机对照方法,比较全髋置换术和内固定治疗术对 102 例 70 岁以上的股骨颈骨折患者术后恢复的影响,结果是术后第 4、12、24 个月,两组患者日常生活能力无显著差别,但全髋置换术组的髋关节功能评分优于内固定术组。

4.合并症

老年髋部骨折患者常合并有慢性全身性疾病。有研究对 110 名老年髋部骨折患者进行为期 12 个月的纵向观察,结果显示无合并症患者术后生活自理能力的恢复均优于有合并症患者,无合并症患者出院 6 个月后躯体活动能力恢复至骨折前水平的可能性是有合并症患者的 3.79 倍。对 338 例老年髋部骨折患者进行研究后,亦认为合并症的存在会延缓老年髋部骨折患者术后功能恢复的进程。

5.抑郁

运用汉密尔顿抑郁量表对 57 例髋部骨折后在康复中心接受住院康复锻炼的患者进行研究发现,抑郁评分越高的患者,其住院时间越长,康复训练参与度越低,功能独立评分也越低。

6.跌倒恐惧

跌倒是导致髋部骨折发生的重要诱因,许多患者由于害怕再次跌倒而降低对康复锻炼的参与度。运用修正版跌倒效能量表调查 187 例老年患者,结果发现,越是害怕跌倒的患者在术后第 2、6 周的步态及日常生活能力恢复越差。

第五章　脊柱病变

第一节　脊柱胸腰段骨折

由于胸椎和腰椎的解剖特点、功能特点,大多数脊柱外伤集中于胸腰段。随着世界人口的老龄化,作为老年人的常见病的骨质疏松症也越来越普遍,其正成为脊柱病理性骨折的一个重要原因。约一半的骨质疏松性骨折为脊柱骨折。脊柱自身依靠其骨性及软组织结构的完整性维持稳定,一些易累及骨、软组织结构的疾病如绝经后及老年性骨质疏松使骨皮质变薄、脊柱脆弱,可能引起脊柱的低负荷性骨折。骨质疏松性脊柱骨折导致慢性疼痛和生活能力下降,是老年人功能障碍和死亡的主要原因,应引起大家的重视。

一、解剖概要

脊柱每节椎骨分为椎体及附件两部分,后者又分为椎弓根、椎板及上下关节突、横突及棘突。椎间盘位于椎体之间,由纤维环、上下软骨板和髓核组成。相邻椎骨的上、下关节突在椎板两侧构成椎间小关节,而颈、胸、腰段小关节面的方向及活动范围均不相同。在颈椎,椎间小关节的方向接近水平位,易发生脱位和交锁;在胸椎,呈冠状位,不易发生脱位和交锁;而在腰椎,接近矢状位,发生脱位、交锁时,多合并关节突骨折。脊柱周围有很多长短不同的韧带,在椎体前侧为前纵韧带,此韧带非常坚强,能防止脊柱过伸。椎体后韧带较多,总称为后韧带组合,包括椎体后方的后纵韧带、相邻椎板之间的黄韧带、横突间的横突间韧带、棘突间的棘间韧带、棘突上的棘上韧带等,这些韧带在脊柱过度屈曲位损伤时,可完全断裂。前纵韧带、后纵韧带和棘上韧带都上下相连,自第一颈椎一直延伸到骶椎。上述所有韧带及椎间盘连同周围肌肉使各椎骨牢固而稳定地连在一起。每一个椎体的后部有一个椎孔,其前壁为椎体的后缘与椎间盘,两侧壁为两侧椎弓根,后壁为椎板及黄韧带。各椎体的椎孔上下相连构成椎管,脊髓和马尾神经即位于其中,椎骨骨折、脱位容易引起脊髓损伤。在椎管两侧,相邻椎骨的椎弓根切迹形成椎间孔,脊神经即由此穿过。可以将脊柱分为前、中、后三柱(Denis 三柱理论),即前纵韧带、椎体及椎间盘前 2/3 为前柱,后纵韧带、椎体及椎间盘后 1/3 为中柱,椎弓根、椎板、关节突、棘突、黄韧带、关节突关节的关节囊、棘间韧带和棘上韧带为后柱。中、后柱包裹了脊髓和马尾神经,其损伤容易累及神经系统,特别是中柱的损伤,骨折片和髓核组织突入椎管前半部,常损伤脊髓。从胚胎期第四个月起,脊髓与椎骨的生长速度不一致,椎骨生长速度快于脊髓,而使脊髓的节段与椎骨的平面不相符合。成人平对第一腰椎下缘,第二腰椎平面以下为马尾神经。脊髓与脊柱在上段胸髓,相差两节,在下段胸髓,相差三节。腰段脊髓位于第 10 胸椎至第 12 胸椎之间;骶段脊髓位于第 12 胸椎至第 1 腰椎之间。脊髓有两个膨大部分,一个在颈 3 至颈 7 椎体之间,即颈膨大,上肢的运动和感觉中枢集中于此;一个在胸 10 至腰 1 椎体之间,即腰膨大,下肢的运动和感觉中枢及膀胱自主排尿中枢集中于此。因此,脊髓膨大部或膨大部以上发生脊髓损伤,常引起损伤部位以下瘫痪。

各段脊柱的活动范围不同,第 1 胸椎至第 10 胸椎的活动度极小,略有伸屈、旋转;第 11、12 胸椎和腰椎的活动范围仅次于颈椎,它的主要作用是背伸、前屈和侧弯。绝大多数的脊柱骨折和脱位多发生在活动范围大的部位,或活动范围大与活动范围小的交界部位,所以第 11、12 胸椎和第 1、2 腰椎等部位发生的骨折和脱位占脊柱骨折和脱位的绝大多数。另外,胸椎后凸和腰椎前凸交界,也是胸腰段脊柱易受损伤的位置之一。

二、损伤机制

直接暴力和间接暴力均可致脊柱骨折或脱位,但多因间接暴力引起。如患者由高处坠落或滑倒坐地,其反作用力由下向上传达到脊柱,导致脊柱骨折。暴力的作用方向和脊柱间的角度不同,导致不同类型的脊柱骨折、脱位。根据力学原理,一个暴力作用于脊柱时可把它分成两个分力,一个分力由上向下或由下向上,称垂直分力,对椎体有挤压作用;另一分力由前向后或由后向前,称水平分力,它能使脊柱前后脱位。如果撞击脊柱的暴力与脊柱所形成的角度较小时,垂直分力则较大,所引起的脊柱损伤以压缩性的椎体骨折较为显著。暴力与脊柱形成的角度较大时,其水平分力较大,所引起的脊柱损伤有很明显的脱位倾向或已形成脱位。此外,旋转暴力可使脊柱扭转,或使脊柱倾斜等等,以致形成多种多样的脊柱骨折和脱位。脊柱损伤常见的外力包括轴向压缩、侧方压缩、屈曲、旋转、屈曲分离、伸展和剪切力等。

正常的骨骼由矿物质、蛋白质、水等组成,发生骨质疏松时无机和有机物质会同时丢失,而组成骨骼最重要的矿物质的丧失使骨骼对压缩负荷的抵抗能力降低。发生骨质疏松的脊柱椎体内形成中空带并塌陷,从而引起终板塌陷、椎体楔形变,导致脊柱后凸畸形。老年人骨质疏松和摔倒的发生率增加,导致脊柱骨折的发生率增加,可以由很小的外伤造成,可以影响脊柱的任一段,也可能发生多平面骨折,这种损伤是由机械因素和生理因素共同造成的。脊柱压缩性骨折是胸腰椎损伤的主要类型,尤其老年骨质疏松患者,很少发生爆裂骨折或骨折脱位。

1.椎体压缩性骨折

椎体前方或侧方被屈曲暴力压缩成前楔形或侧楔形。脊柱中柱完整,作为旋转支点,后柱在张力作用下可被破坏,成为不稳定性骨折。如椎体压缩不超过50%,无后方韧带结构断裂,是稳定性骨折。老年人由于骨质疏松,轻微外力即可引起压缩性骨折,椎体多成鱼尾状双凹形。

2.椎体爆裂性骨折

轴向压缩暴力使椎体被压缩,使受伤椎体成粉碎性骨折,可使椎体后缘皮质向后突出,压迫脊髓。这种暴力可造成椎弓椎体结合部的骨折,导致椎弓根间距增宽,椎板可骨折,椎间盘可破裂嵌入椎体内。爆裂骨折的特点是椎体后壁(脊柱的中柱)断裂。轴向压缩暴力伴有其他外力,如屈曲或旋转,可导致不同类型的骨折。爆裂骨折至少是两柱损伤,因而多不稳定。

3.屈曲牵张损伤

受伤机制常常是车祸中乘客使用了腰部安全带而没有固定肩部,导致脊柱以椎体前方为支点,中后方结构受牵张而断裂。可能是后方韧带结构断裂,也可能是后方骨性结构断裂。椎体前中部可能受轴向负荷而导致压缩或爆裂骨折。韧带损伤的病例应视为进行性或慢性不稳定,而主要损伤是骨折的病例(Chance骨折)是急性不稳定,但可自行愈合。

4.骨折脱位

可由过屈、过伸、旋转或剪切暴力引起,多由屈曲旋转或剪切暴力致伤。暴力自后向前,水平分力大于垂直分力时,不仅椎体前方被压成楔形,同时上位椎骨向前方脱位,椎间盘和棘上、棘间韧带多被破坏。损伤合并有旋转暴力,椎体同时向前、向侧方移位;亦常合并椎板或椎弓根骨折,一侧关节突可发生骨折,对侧椎间小关节完全脱位。也可发生上位椎骨的两下关节突均移到下位椎骨两上关节突的前方,互相阻挡,形成关节突交锁症。胸腰椎关节突较长,脱位后交锁较紧,且多合并有脊髓损伤。后伸性腰椎骨折脱位较少发生,可引起前纵韧带横行断裂合并椎间隙扩大或合并椎体上下分离。此类损伤是脊柱的三柱损伤,属急性高度不稳定损伤,容易合并脊髓或马尾神经损伤。

三、中医病机

《素问·上古天真论》说:"女子……六七,三阳脉衰于上,面皆焦,发始白;七七,任脉虚,太冲脉衰少,天癸竭,地道不通,故形坏而无子也。丈夫……七八,肝气衰,筋不能动,天癸竭,精少,肾脏衰,形体皆极;八八,则齿发去。"肝主筋,肾主骨生髓,人体衰老则肝肾虚弱,肝肾功能减退,髓不养骨,筋骨痿弱而发生骨质疏松。李杲说:"大抵脾胃虚弱,阳气不能生长……则骨乏无力,是为骨痿,令人骨髓空虚,足不能履地"。脾主运化,脾胃功能衰弱影响水谷精微化生、气血生长,内不能调和于五脏六腑,外不能营养营卫经脉,故致骨质疏松。老年人脾胃虚弱,气血不足,筋骨痿软,易滑跌扭挫受伤。《正体类要》说:"肢体损于外,则气血伤于内,荣卫有所不贯,脏腑由之不和。"故老年脊柱骨折患者伤后腰背疼痛、活动障碍、腹胀、便秘、不欲饮食。

四、诊断与鉴别诊断

(一)详细询问病史

老年人骨质疏松性椎体骨折可以在外伤很轻微甚至无外伤的情况下发生,需要了解患者的既往病史,尤其是是否患有肿瘤、结核、感染性疾病和既往骨折史等。

(二)临床表现

骨质疏松性椎体骨折主要导致脊柱部位的疼痛、功能障碍,胸椎骨折常牵扯胁肋部疼痛。需要了解疼痛的性质及症状的演变过程。骨折引起的疼痛主要是机械性疼痛,通常在负重时加重,休息时减轻,在变换姿势时疼痛,疼痛程度不一,疼痛部位较局限。注意了解有无夜间痛、体重异常下降、恶寒、发热及大小便情况等,利于鉴别诊断。

(三)查体

仔细全面查体,避免遗漏。由于椎体压缩塌陷,常导致脊柱后凸畸形,脊柱畸形导致生物力学改变,容易引起继发骨折,胸腔改变肺功能降低。脊柱骨折会有明显的棘突压叩痛,部分患者可能继发椎管狭窄、神经损伤,应做神经系统全面检查。骨质疏松患者常伴发外伤性或医源性肋骨骨折,应对胸廓仔细检查,了解有无肋骨骨折。

（四）影像学检查

（1）X 线片：明确骨折部位，可以了解椎体塌陷的程度，是否有溶骨性病变，皮质、椎弓根损伤情况，椎管及椎间孔狭窄情况，脊柱畸形情况等。

（2）CT 检查：CT 检查可以清晰地显示椎体后壁的损伤情况、骨折严重情况、椎管占位及附件损伤情况。

（3）MRI 检查：可以更好地了解椎管内情况，能帮助判断急、慢性损伤，可以帮助区分恶性肿瘤与骨质疏松骨折。新鲜骨折的水肿表现为 T2 信号的增强，或者反转恢复序列的短 T1 信号，T1 信号会降低，随着时间推移 T1、T2 信号都将趋向正常。椎体缺血性坏死（Kummel 病）在 MRI 上表现为"双线征"。

（五）辅助检查

骨密度检测可以量化骨质疏松情况，实验室检查利于了解患者全身情况，帮助排除感染、肿瘤等疾病。

五、治疗

老年脊柱胸腰段骨折多为骨质疏松性椎体压缩骨折，治疗时不仅要治疗骨折，还需要治疗骨质疏松，即强调标本兼治。治疗的目的为缓解疼痛，保持脊柱稳定和平衡，预防迟发神经损伤，实现早期下床活动，恢复患者功能。骨质疏松治疗参照骨质疏松相关治疗指南进行，骨折治疗则根据患者具体情况选用非手术或手术治疗。

（一）非手术治疗

传统急性骨质疏松性椎体压缩骨折大多采用非手术治疗。骨折椎体压缩未超过 50%、后凸成角不超过 30°、椎管无明显占位和无神经损伤的稳定性骨折患者均可进行，方法包括卧床休息、辨证使用中药和镇痛药、理疗、使用支具等。长时间卧床会使骨质疏松患者的骨密度进一步降低，老年患者易出现卧床并发症，因此不建议长期卧床，根据患者骨折的具体情况、全身情况、治疗反应，可卧床 3~6 周，并强调早期进行功能康复锻炼。骨折可试行俯卧位牵引后伸按压手法复位，或利用卧床垫枕杠杆原理复位，患者仰卧于硬板床上，在骨折处背部垫枕，枕厚开始 5~10 cm，逐渐增高，利用躯干重力和杠杆原理维持复位和矫正骨折部的后突畸形，或俯卧位胸部垫枕维持腰背后伸休息。急性期疼痛明显可使用阿片类镇痛药和非甾体类消炎镇痛药，降钙素是有效的抗骨质疏松药物，对缓解骨折引起的疼痛也有一定的效果，选用抗骨质疏松药物时可优先选用。中药应用根据骨折三期辨证论治及急则治标、缓则治本的原则,急性损伤,疼痛明显时内服外敷活血化瘀、行气止痛药物,早期如有腹胀、大便不通者系瘀血停积,宜用攻下逐瘀法;中后期则补益肝肾、气血,接骨续筋、温筋散结止痛。理疗可使用特定电磁波谱治疗、中频脉冲电治疗、电针治疗等,利于改善血液循环、消炎镇痛、促进损伤修复,利于患者康复。功能锻炼应尽早进行,疼痛缓解后即可进行功能锻炼。第一步做俯卧位抬头挺胸,后仰抬头上肢和胸部离床;第二步做仰卧位五点支撑拱桥锻炼;第三步做仰卧三点支撑拱桥锻炼;第四步做俯卧飞燕点水式锻炼,上体和四肢尽量向后抬举,仅腹部着床。每日锻炼 2~3 次,每次 10~30 个练习,逐渐增加练习次数。功能锻炼应该长期坚持,可以改善患者的生活状态并降低再发骨折的风险。起床或坐起时使用支具,达到维持脊柱稳定和保护脊柱、镇痛的目的,以全接触性胸腰骶段支具固定脊柱于过伸位,固定时间至少为三个月。

(二)手术治疗

脊柱骨折治疗强调纠正畸形,恢复解剖序列,恢复功能;老年患者不宜长期卧床,强调尽早恢复功能,起床活动。骨质疏松性椎体骨折常规保守治疗很难达到上述目的,尤其是压缩性骨折、爆裂性骨折椎体压缩超过 50%,矢状面上脊柱后凸成角大于 30°者;另外,骨折保守治疗随访过程见椎体发生进行性塌陷或者椎体内有真空裂隙形成(提示有 Kummel 病),骨折导致神经损伤者;其他类型损伤致脊柱不稳定或出现明显畸形脊柱失平衡者等,均应手术治疗。手术方法包括微创经皮椎体强化术和传统内固定术。

1.经皮椎体强化术

电视 X 光机透视辅助经皮穿刺并往椎体内注入聚甲基丙烯酸甲酯(PMMA)骨水泥的微创手术,可以即刻强化椎体,恢复骨折椎体的力学强度和刚度,缓解疼痛,尽早恢复活动功能。对于骨质疏松性椎体压缩骨折,或者多发性骨髓瘤、溶骨性转移瘤,疼痛比较剧烈、日常生活影响明显者,或骨折经传统正规保守治疗疼痛缓解不理想者,随访发现椎体持续塌陷或发生缺血坏死者,可考虑使用经皮椎体强化术。但对于年轻患者、孕妇、感染活动期患者、有严重心肺功能障碍或凝血功能障碍患者、对造影剂过敏的患者、有神经压迫症状患者、爆裂性骨折患者、有椎弓根或小关节骨折患者、椎体压缩成板状无法穿刺成功的患者均为经皮椎体强化术的相对禁忌证患者。手术方式有经皮椎体成形术(PVP)和经皮椎体后凸成形术(PKP)两种,均是使用穿刺针在 X 光机透视辅助下经皮穿刺进入椎体,椎体成形术直接经穿刺针导管注入糊状骨水泥,后凸成形术则通过导管先放入可扩张球囊于椎体内,扩张球囊在椎体内制造空间、复位骨折,撤出球囊,注入呈牙膏状的较黏稠的骨水泥。骨水泥黏稠度高和球囊扩张形成空间注射骨水泥压力低,可以降低骨水泥渗漏的风险。由于后凸成形术可以复位骨折,改善后凸畸形,降低骨水泥渗漏风险,因此应用较椎体成形术广,尤其对新鲜骨折压缩程度重及后凸畸形明显的患者,或骨折后随访椎体进行性塌陷明显者。而对压缩程度轻,无明显畸形,但疼痛明显或保守治疗效果不佳者,椎体成形术或后凸成形术均可选择。老年脊柱骨折患者常为多发骨折,计划行椎体强化术治疗时需确定疼痛是由骨质疏松椎体骨折所致,并确定"责任"椎体。需要详细询问病史、仔细查体并结合影像资料确定,MRI检查对确诊和确定新鲜损伤节段帮助很大。

2.内固定手术

脊柱骨折老年患者行内固定手术治疗者越来越多,对老年人行脊柱内固定手术时必须考虑骨质疏松对内固定物把持能力的影响。骨密度与螺钉的抗扭转力、抗拔出力呈线性相关,术者应该清楚骨质疏松容易引起内固定的失败,手术策略的确定需评估患者的全身情况、骨的质量和增强固定的方法。对择期手术,可尽量推迟手术时间,积极治疗骨质疏松并最大限度发挥抗骨质疏松药物的作用。目前有多种手术技术改进方法以达到增强固定的效果,例如延长固定节段以增加固定点、前后联合手术、后路手术时使用钛网行椎体间植骨获得好的前柱支撑、选用大直径椎弓根螺钉并行双皮质固定、附加内固定如联合使用椎板钩、加用横连杆、下腰椎手术时联合应用骶骨翼螺钉或髂骨钉等。另外,增加把持力的方法还有使用PMMA骨水泥强化钉道、优化钉道位置使两侧椎弓根钉呈三角形并尽量指向软骨终板下质量较好的骨质、改进螺钉设计如可扩张螺钉等。手术选择融和端椎时不应止于脊柱后凸顶点,否则很快将导致矢状面失衡,尽量不要将固定融和止于应力较高的交界区,如腰椎手术尽量不要将近端融和终止于腰1椎体,终止于胸10椎体可能是更合适的选择。手术中应注意避免对骨-内固定界面施加过大的应力,行压缩或撑开操作时尽量在后方皮质结构间使用椎板撑开器或其他类似器械,减少固定结构失败的风险。

第二节　骨质疏松性椎体压缩骨折微创手术治疗

随着人口老年化日益加重,骨质疏松症患者愈来愈多,而作为骨质疏松症最重要的临床表现——骨质疏松性椎体压缩骨折(OVCFs)发病率呈逐年上升趋势,传统治疗方法需严格卧床,由此带来的诸多卧床并发症严重威胁患者生命、降低生活质量,且部分患者传统治疗无效,椎体高度进行性丢失,骨折难以愈合,治疗难度极大,且呈现多个椎体进行性压缩趋势,不仅给患者本人带来巨大的病痛折磨,更是给医生及社会带来了严峻的挑战。经皮椎体成形术及后凸成形术的出现并成功应用于临床为该类患者带来了福音。

一、骨质疏松性椎体压缩骨折临床症状原因分析

(1)骨质疏松性椎体压缩骨折患者的疼痛来源于未愈合的骨折碎块之间的不稳定和骨小梁微动对椎体内神经末梢的刺激,疏松的骨质条件、异常的脊柱生物力学状态等因素都影响着骨折的愈合过程,部分患者甚至不愈合或纤维愈合,形成骨不连、假关节,X线透视下观察到椎体的骨折块随着患者的呼吸节律而产生"张、合"运动,形成所谓的呼吸椎,有文献描述为"dynamic fracture mobility"。

(2)椎体骨折导致椎体高度的丢失造成胸腰椎后凸畸形,下腰椎前凸加大,腰背部的肌肉筋膜劳损、继发性痉挛也是产生疼痛的原因。正常脊柱生物力学平衡被破坏,下腰椎的关节突关节不稳定部分应力集中,至腰骶关节炎的发生,故常常有胸腰段椎体压缩骨折而疼痛却发生在腰骶部的情况。

(3)胸椎椎体高度下降,造成肋间神经刺激产生放射样疼痛,如后凸进一步加重会造成肋弓与髂嵴撞击疼痛,同时胸廓容积减少,肺活量降低,胃肠道功能紊乱等。

二、经皮椎体成形术及经皮椎体后凸成形术历史和国内应用现状

(一)经皮椎体成形术

1984年法国放射科医生Galibert、Deramond采用经皮穿刺、注射PMMA的方法,成功地治愈了一例颈2椎体血管瘤的患者,从此PVP手术在欧洲逐渐应用,但其适应证限于对椎体良、恶性肿瘤的姑息治疗;1988年,Bascoulergue等在北美放射学协会的年会上报道了采用PVP治疗骨质疏松性椎体压缩骨折的经验,从而为PVP开辟了新领域;1993~1996年间,美国弗吉尼亚大学神经放射介入小组,开始使用PVP技术治疗脊柱肿瘤及骨质疏松性椎体压缩性骨折;随着对PVP的治疗机理研究以及更多的临床资料观察,PVP逐渐成为一种治疗骨质疏松性椎体压缩性骨折的常用方法。美国放射学会(ACR)为此制订了严格的PVP操作规范,以期减少并发症的发生,提高临床疗效,PVP是在影像(C型臂、CT)监视下进行的微创手术,向椎体内注入骨水泥等生物性填充材料,以达到强化椎体、缓解疼痛的目的。但PVP对椎体高度的恢复没有明显的作用,无法恢复压缩椎体的高度,难以纠正脊柱后凸畸形。

（二）经皮椎体后凸成形术

20世纪90年代初期,美国医生Mark A Reiley发明了压缩椎体复位的手术系统(kyphXTM),并命名该术式为"经皮脊柱后凸成形术"(PKP),并设计出专用球囊(IBT)。将球囊置入压缩椎体,高压扩张球囊,利用周围皮质骨及软组织的抗力,夯实松质骨,恢复椎体的高度,改善脊柱后凸畸形,并在椎体内做出空腔,从而可以在较低的压力下,将较黏稠的骨水泥注入椎体,达到增加椎体强度的作用,同时减少了骨水泥的漏出率,提高手术的安全性。

（三）国内应用现状

2000年以后,国内学者如杨惠林、郑召民、邓忠良等,开始关注及学习国外经验,并逐渐将PVP及PKP技术应用于临床,尽管有学者于2009年《新英格兰医学杂志》发表2篇随机双盲对照研究发现PVP并不优于安慰剂组,并对PVP治疗OVCF临床疗效提出了怀疑,但历经20多年的发展,以及由此基础上发展成的经皮椎体球囊后凸成形术,因为其微创、操作简便、临床疗效确切,已成治疗OVCFs的标准方案。相对于OVCFs的传统保守治疗方法,PVP及PKP对OVCFs的治疗取得了质的飞跃,该术式能迅速缓解疼痛,即刻稳定伤椎,使患者能尽早下地活动从而改善患者的生活质量,大大降低传统治疗OVCFs并发症,以及相关死亡率。我院亦有开展此类手术近18年经验,积累了近5 000例病例,并先后开展了SKY椎体成形技术、双球囊序贯撑开PKP技术、VBS内支撑PKP技术、改性骨水泥灌注技术、遥控骨水泥推注技术、骨填充网袋技术。

三、经皮椎体成形术及后凸成形术适应证选择

（一）骨质疏松性胸、腰椎椎体压缩性骨折

骨质疏松性胸、腰椎椎体压缩性骨折应是PVP及PKP最佳适应证,早期的PVP主要用于传统治疗效果不好、疼痛顽固的患者,经数周或数月的镇痛和卧床休息等治疗后仍不缓解的患者。因此手术时间往往会拖至椎体骨折发生4~6周以后或更久。为了避免患者久卧产生的废用性骨质疏松加重、骨折椎体继续塌陷、运动能力衰退以及感染等其他并发症,现在越来越多的医生对OVCFs采取积极的PVP、PKP治疗,而不必等待保守治疗的结果。为了量化、明确手术指征,郝定均等人提出OTLICS评分分型系统,该评分分型系统包括四个部分:①形态学改变:正常为0分,压缩骨折(单凹改变/双凹改变/楔形变)为1分,爆裂骨折(累及中柱骨折)为2分;②MRI检查:正常为0分,长T_1、T_2信号改变或抑脂序列呈高信号为1分,椎体内"真空现

象"或积液征为 2 分;③骨密度:T 值>-2.5 SD 为 0 分,-2.5 SD≥T 值>-3.5 SD 为 1 分,T 值≤-3.5 SD 为 2 分;④临床表现:无明显疼痛为 0 分,腰背痛(体位改变诱发痛)为 1 分,持续性疼痛/神经损伤为 2 分。OTLICS 总分≤3 分,建议非手术治疗;OTLICS 总分=4 分,非手术治疗和手术治疗均可;OTLICS 总分≥5 分,建议手术治疗。该分型将影像学和临床症状相结合,对指导临床工作有一定意义。

(二)部分骨质疏松性胸腰椎爆裂性骨折

胸腰椎爆裂性骨折,多系高能量损伤所致,且多发生于中青年患者,但随着人口老年化,老年人群参加社会活动增加遭受高能量损伤机会增加,故急性爆裂性骨质疏松性胸腰椎骨折发生率增加,另外因由单纯压缩骨折治疗不当、下地过早造成的"亚急性骨质疏松性胸腰椎爆裂性骨折"在临床上也不鲜见。大多数学者认为爆裂性椎体骨折是 PVP、PKP 手术禁忌证,但对于部分骨质疏松性椎体爆裂性骨折,特别是椎体后壁破裂但椎管占位小于 20%,无神经症状者,部分专家认为可考虑行 PKP 手术。手术时机可选择伤后 2~3 周,此时椎体后壁破裂骨块已部分血肿机化,骨水泥渗漏至椎管可能性较小,但手术仍需慎重,需全程透视监测骨水泥推注,并严格掌握骨水泥推注时机及速度。我院采用明胶海绵预填充及应用分次小剂量推注技术可有效降低骨水泥的渗漏。

(三)严重骨质疏松性胸、腰椎椎体压缩性骨折

对于椎体高度丢失超过 70%的骨质疏松性胸、腰椎椎体压缩性骨折者,由于残留的椎体体积很少,较难保证穿刺针处于满意的位置,带给 PVP 手术操作一定的技术困难,很多作者将这种情况列为手术的相对禁忌证;但经过 CT 扫描重建,分析其冠状面重建影像,常能发现即使是严重压缩的椎体特别在下段胸腰椎,椎体的外侧壁呈三棱柱形,还残留一定量的骨质,通过特定穿刺角度,成功注射适当剂量的骨水泥,也可以取得很好的效果。

(四)部分溶骨性脊柱肿瘤及肿瘤样病变

部分椎体转移性肿瘤,Tomita 评分较高,预期生存期较短,失去开放手术机会,可以考虑行椎体成形术。通过向破坏椎体内注入骨水泥,以期恢复椎体的支撑功能,改善脊柱的稳定性,预防椎体的进一步塌陷和后凸畸形,缓解患者局部疼痛症状,提高患者生存质量。但椎体后壁破坏者需谨慎使用,以防骨水泥渗漏至椎管导致神经症状发生,使用骨填充网袋技术可以减少骨水泥渗漏机会。

有症状的椎体血管瘤,脊柱是血管瘤好发部位,部分患者可表现为腰背部持续性疼痛不适,影像学表现为较典型,如 CT、X 线片显示栅栏征,可以采用 PVP 填充瘤

体组织,改善局部症状。

椎体浆细胞瘤可发生椎体病理性压缩骨折,导致脊柱失稳、胸腰部疼痛活动受限,PVP/PKP 或者骨填充网袋的使用可以达到通过骨水泥充填瘤体、稳定病椎、迅速止痛的目的。综合文献报道,有效率达 80%左右,疗效维持 1 年左右,但浆细胞瘤因是血液系统疾病,仍需要放疗、化疗及干细胞移植等综合治疗。

(五)多发椎体压缩骨折。

严重骨质疏松症患者可发生多部位胸腰椎压缩骨折,多发生于胸 7、8、9 椎体,胸椎后凸顶椎区及胸腰交界段应力集中区如胸 11、12 椎体和腰 1、2 椎体,经 MRI 检查明确多个责任椎体,非手术治疗效果不佳,可考虑行一期多椎体成形术。但术前需与转移性脊柱肿瘤及多发性骨髓瘤病相鉴别。

(六)预防性椎体成形术

预防性椎体成形术即注射骨水泥强化有骨折高风险的未骨折椎体,从而达到预防将来的骨折以及并发症的目的。但在实际工作中,由于很难准确判断哪些椎体将要发生压缩骨折,并且预防性注射骨水泥加强椎体、减少骨折发生率的效果缺乏临床验证,其安全性还有待评价,所以,目前看来"预防性手术"是不太成熟的,还需大量的、设计严密的实验来加以考察。

四、经皮椎体成形术及后凸成形术作用机理

1.经皮椎体成形术作用机理

PVP 是经皮穿刺,向椎体里注射骨水泥等材料的手术方法,对于这种微创手术的治疗原理,大多数专家认同:①骨水泥即刻稳定骨折的作用即对椎体骨折的修复,对椎体强度起固化作用;②骨水泥对椎体神经组织的物理、化学作用使之失神经支配。骨水泥是骨科手术中常用的黏合、修复材料,具有较强的黏性和支撑强度,骨科医生在关节置换时,运用骨水泥黏接假体和填充骨缺损。PMMA 的具体调配如同建筑用水泥:把粉剂(多聚体)和液剂(单体)按一定比例混合,利用两者之间的聚合反应,产生骨水泥,反应过程中会产生高热,温度可以达到 60℃以上。骨水泥的物料状态可分为砂浆期、稀粥期、浆糊期、面团期、易塑期、固化期,一般应在浆糊期内把骨水泥注射到椎体内,即刻发挥黏结骨折碎块、填塞骨缺损的作用。生物力学研究发现:骨水泥能够恢复椎体的刚度并增加其强度,恢复脊柱的稳定性,减少椎体继续塌陷的风险;另外,PMMA 在椎体内仍在进行聚合反应,释放的热能对椎体内的神经纤维直接作用,使之失活,PMMA 单体对神经组织的细胞毒性作用也是手术能够快速、持久止痛的机理。早期的研究认为,PVP 止痛作用主要来自于 PMMA 对神经纤维的

热灼伤和细胞毒性作用,后来采用磷酸钙水泥(CPC)填充椎体,增加了椎体强度,同样能得到显著的临床效果,然而 CPC 并不具备 PMMA 的物理化学性质,所以,许多人认为恢复脊柱的稳定性才是 PVP 和 PKP 有显著临床疗效的主要作用机理。

2.经皮椎体后凸成形术的作用机理

PKP 是在 PVP 基础上利用球囊扩张力使椎体高度恢复并在椎体内形成空腔,再低压灌入骨水泥,故有人又把 PKP 称作球囊辅助的 PVP,国内外临床文献报道 PVP 及 PKP 均能显著缓解 OVCFs 患者的疼痛,有效率达 92% 以上,但较 PVP 更具恢复椎体高度的作用,因是低压下注射,故发生 PMMA 渗漏概率明显降低,相对来说手术更安全。

五、术前准备及麻醉选择

(一)术前准备

PVP 和 PKP 的术前准备同其他手术相似,骨密度、心电图、胸部 X 线检查、MRI、CT、血常规、凝血常规、肝肾功能是必要的检查项目,对于正在服用抗凝药物(如华法林)的患者,应请专科医生会诊进行调整,术前血压、血糖需控制在正常范围。对于是否常规在术前、术后给予抗生素还有一定争议。

(二)麻醉选择

术前应根据患者具体情况及术者及所在医院条件决定采用何种麻醉方式,早期开展应尽可能在局麻下进行,可避免术中穿刺损失神经。熟练后可在全麻下进行,并且胸椎穿刺尽可能在神经电生理监测下进行。全麻下可有效控制患者血压,避免术中发生心脑血管意外等,术者可较从容地操作而不会被患者的呻吟所困扰,便于肺栓塞、骨水泥单体毒性反应等意外情况的救治。术前患者需练习深呼吸及俯卧,尤其是采用局部麻醉患者。

(三)影像监测

C 臂 CT 即能够保证 PVP、PKP 的顺利进行,但是,为了获得椎体解剖结构的正、侧位影像,术中需要手工改变球管投射方向,使得手术时间稍有延长;双平面 X 线机能同时显示椎体的正、侧位 X 像,大大加快了手术的进程,但因其价格昂贵,在我国尚不普及;有人曾使用 CT 作为引导手段用于 PVP,虽然 CT 能在某个扫描片面上清晰显示整个穿刺针的位置情况,达到引导的目的,但 CT 扫描只能显示椎体少量几个截面上骨水泥的分布情况,且无法及时监测骨水泥流动,不利于把握骨水泥推注时机及速度。为确保安全,注射骨水泥时,仍需要 X 线机来协助进行整个椎体充盈状况的观察,所以,现在的CT扫描只在椎体后壁有骨折或因肿瘤破坏严重的情况下才考虑辅助使用。

随着人工智能及导航技术的发展,也有部分专家开始使用导航辅助下和手术机器人设备完成椎体穿刺及骨水泥灌注,提高手术安全性和减少手术并发症的发生。

六、PVP手术操作技巧

PVP具体手术方法分为三个步骤或阶段,即:①工作通道的建立(经皮穿刺);②骨水泥选择、调制;③骨水泥推注。

(一)工作通道的建立

工作通道的建立作为手术最重要的一环,目前共有三类穿刺方法,具体应用需根据患者情况、责任椎体的部位大小、椎体及椎弓根的形态来选择。

1.经椎弓根穿刺方法

经椎弓根进针法是非常经典的穿刺途径,因有以下优点,被绝大多数医生所接受:①明确的解剖学标志供定位及穿刺;②避免引起其他结构(如神经根、肺)的损伤;③通过椎弓根进针法能高效地完成手术。使用此法前,需排除椎弓根骨折,先从椎体压缩显著的一侧进针。

在胸、腰椎采用经椎弓根进针法行PVP时,患者取俯卧位,C型臂透视定位,经正侧位确定椎弓根位置及倾斜度(由头侧向足侧倾斜)。常规消毒铺巾后,如采用局麻,在拟定的穿刺通道采用1%~2%利多卡因行浸润麻醉。尖刀片切开皮肤及皮下,穿刺针以与矢状面成15°~30°的角度,棘突旁开3~4 cm,逐层进入到椎板皮质或上关节突外缘,正位透视证实针尖位于椎弓根投影的卵圆形边缘2点位(左侧)或10点位(右侧),如图5-1。

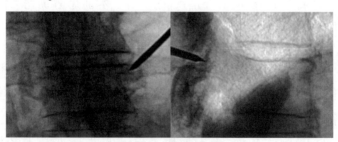

图5-1 胸椎经椎弓根穿刺

由外上向内下经椎弓根内穿入,侧位透视下,保持进针方向平行于椎弓根的上下缘,针体应靠上缘,避开经椎弓根下缘离开椎管的神经根;当侧位透视显示针尖到达椎体后壁时,正位透视的针尖影像应不能越过椎弓根内侧壁,这是保证穿刺针不穿破椎弓根,并进入椎管的重要影像学依据;继续击入穿刺针,使针尖位于椎体的前上或下方,避开椎体中部的引流静脉,其正位投影靠近棘突处,应避免穿破椎体前方皮质,导致前方结构受损。同样方法完成椎体的对侧穿刺。双侧注射骨水泥,能够有效填充椎体,但是先进入椎体的骨水泥会干扰另一侧注射时的实时观察,手术操作的时间也较长。单上胸椎因椎弓根较小,采用纯经椎弓根入路会更困难,下腰椎穿刺时,有时会因髂骨阻挡穿刺尾倾角需加大,甚至采用经髂骨穿刺途径。

2.经椎弓根基底部穿刺(或经椎弓根外侧穿刺)

采用经椎弓根基底部单侧穿刺的方法,可明显节约手术时间,及减少术中透视时间,尤其应用于多节段椎体成形术时。以腰椎穿刺为例,术前仔细阅读责任椎体X线片、CT片及MRI片,了解椎弓根大小,精确测量穿刺角度及穿刺针旁开距离,同时需考虑术椎棘突偏歪情况,一般情况穿刺点在棘突旁开4~5cm,内倾角30°左右。透视显示,侧位穿刺针位于椎弓根前方,而正位应位于椎弓根外缘,当侧位显示穿刺针进入椎体前方时,正位显示位于棘突连线或略有越过。

3.经肋椎关节穿刺

胸椎穿刺或椎体的椎弓根很小时,可选用经肋椎关节途径或直接经椎弓根下缘至椎体侧后方入路,应用此法时,术前需行责任椎体CT平扫,精确测量穿刺点距棘突旁开距离及穿刺内倾角度,以避免穿刺损伤重要血管、脊髓组织、胸膜及肺组织。

(二)骨水泥选择、调制

1.骨水泥选择

当穿刺完成,工作通道建立后,需进行骨水泥的调制及灌注。尽管有多种椎体内灌注材料如CPC等选择,但CPC推注极为困难,故临床应用较多、并为更多医生所接受的灌注材料仍然是PMMA。

2.骨水泥调制

不同骨水泥产品的主要区别在于发生聚合反应的时间长短,它决定PMMA的工作时间,即用于推注和X线透视监控的时间。Jensen等推荐两种方法来延长PMMA的聚合时间:①20g多聚体+12g $BaSO_4$ 充分混合后,与经24小时持续0℃冷冻的20ml单体进行调和;②不改变固/液比例,把调和好的PMMA吸入注射器,然后冷冻,以上都能使PMMA的工作时间得以延长,甚至超过15min。国内作者研究发现,粉剂∶单体∶造影剂的比例为3∶2∶1时最适合PVP术中使用。调和PMMA必须均匀,使粉剂有时间充分"溶解"于单体,防止在注射过程中两者分离,形成粉栓堵住针道。改变厂家规定的PMMA粉/液比例和添加 $BaSO_4$ 或造影剂,会引起PMMA力学性质的变化,但临床疗效都出现一致的阳性结果,并发症只与PMMA的漏出相关。

我们在调制骨水泥时,常常使用冰盐水冷敷,使骨水泥聚合反应延迟,使术者在推注骨水泥时更从容安全。在注射 PMMA 前,美国医生通过穿刺针进行椎体静脉造影,显示椎体静脉走向,以预测骨水泥流向、减少椎体外溢(包括进入静脉),并积累了一定经验。欧洲同行对其价值存在一些争议:由于造影剂的流体性能与黏稠的 PMMA 相差甚远,前者在椎体的分布情况实难代表后者的表现;先前使用的造影剂残留在椎体或椎间盘内,可能干扰 X 线对 PMMA 流向和分布情况的观察。作者评价了椎体静脉造影对手术效果所起的作用,发现做造影的患者与不做者,PMMA 溢入静脉的频率及数量和临床疗效都没有显著性差异,而且造影没有为手术增加额外的安全性。在多年实践以后,许多人已经放弃了在 PVP 术中做椎体静脉造影。我们在实际工作中也发现,术中应用椎体静脉造影意义不大。评价用于椎体成形术的骨水泥好坏关键在于:黏度、发热度、拔丝期长短(可推注窗口期),理想的骨水泥是低弹性模量,能被爬性替代或生物性长入,高黏度、低发热,可推注窗口期较长。

(三)骨水泥推注

1.推注时机及速度

骨水泥推注时机及速度的把握,目前没有具体、量化的操作规范,更多的是术者的经验及技巧。总的原则是待骨水泥呈拔丝期时更安全,推注需在透视监控下完成,但这样会使术者完全暴露在 X 线照射之下。我们经过近 10 年的摸索总结,认为可采用 1/2 递减法推注,尽可能避免了术者的 X 线照射。即首剂推注约 1/4 管骨水泥后,即刻透视,了解骨水泥分布情况,约 30 秒后推注剩下 1/2 再透视,直至该管完成,同样第二管时先推注 1/2 管,透视检查后再逐次递减至完成。每次推注透视时术者均可避免 X 线照射。当然推注过程较一次性推注时间较长,5~10min,且对骨水泥调制技术要求较高,常需要冰盐水外敷延缓骨水泥聚合过程。

2.骨水泥推注剂量

骨水泥的推注剂量与临床效果的关系受人关注。PVP 的良好疗效来自骨水泥对骨折的修复、稳定作用。Belkoff 等在离体力学研究显示,欲恢复骨质疏松的胸椎和腰椎节段成骨折前的强度和刚度,需要注射 PMMA 的量分别为 2.5~4 ml 和 6~8 ml,并使骨折椎体残余体积的 50%~70% 得以充填。然而,PMMA 的椎体外漏出率随注射量的增大而增加,有学者比较高注射剂量组(>3 ml)与低注射剂量组(<3 ml)的临床疗效,发现两组几乎无差异,所以为了减少骨水泥漏出造成的不良后果,临床推荐注射相对较少量的 PMMA。体外研究显示,恢复椎体的强度只需较少的 PMMA 量:颈椎 2.5 ml,胸椎 3.1 ml,腰椎 4.4 ml;PMMA 充盈体积比例在 20%,即可达到治疗目的的椎体强度。因此,脊柱稳定性得到恢复,减少对神经组织的异常刺激,从而

达到缓解疼痛的效果。

七、PKP 手术技巧

PKP 较 PVP 在工作通道建立过程中增加了球囊扩张的步骤。

PKP 需要建立工作通道用于放置球囊扩张系统和向椎体内填充 PMMA,按上述穿刺方法完成工作通道的建立。工作通道较 PVP 手术略有不同,PKP 穿刺仅需进入椎体后方(于椎体后缘前 2~3 mm),但需精细钻钻孔至椎体前方,直到椎体前部(侧位示前 3/4 处),为球囊放置创造空间,X 线透视正位显示钻头靠近棘突,随即同向旋转取出精细钻,放入球囊扩张系统,待对侧穿刺和球囊放置完毕,分别连接已吸入造影剂的带表加压注射装置,同时加压扩张两侧球囊(双球囊技术),实际工作中我们经单侧椎弓根基底部穿刺,采用单球囊扩张技术。经穿刺导针,使用精细钻行顺时针扩孔至椎体前缘,放入球囊后推注造影剂(碘海醇 4~5 ml),逐级扩张,待椎体高度恢复满意后取出球囊。当球囊取出后椎体高度会部分再丢失,分析其原因与椎旁肌张力有关,可采用全麻并给予少量肌松剂,或采用过伸体位以减少球囊取出后椎体高度再丢失现象。多椎体成形过程中可以使用单一球囊分椎体扩张,为患者节约经费。

在连续 X 线透视下观察球囊扩张和骨折复位情况,当椎体骨折复位满意或扩张的球囊接触到椎体的皮质骨或球囊压力达到 300 psi[①] 或扩张的球囊达其最大容积时,停止扩张;记录扩张体积和压力后吸出造影剂,取出球囊,等待骨水泥的灌注。选择两枚球囊双侧同时扩张,填充骨水泥,理论上可以对称地复位、稳定椎体骨折;有的学者对手术扩张方法作一变通,采用一个球囊双侧分别膨胀复位,临床观察其对椎体的复位、Cobb 角的纠正的效果无异于双侧双球囊同时扩张治疗组,认为其可以节省医疗费用;Steinmann 在力学实验中,比较经单侧单球囊与经双侧双球囊扩张对压缩椎体骨折的干预效果,发现两组对椎体力学性能(强度、刚度)、椎体高度的恢复都无差异,单侧组并没有出现人们所担心的椎体侧方楔形(不对称复位),如同单侧 PVP 手术,单侧 PKP 能更节省手术时间和医疗费用,减少患者和术者在 X 线中的暴露。在临床实践中,仍有待继续探索球囊的更高效率的使用方法。注射骨水泥的过程中,不断退针(2~3mm/次)以保证骨水泥分布在椎体的两侧。有学者比较了单

---

① 1 psi = 0.068 atm

侧穿刺法与双侧法穿刺注射骨水泥治疗椎体压缩骨折的效果,发现两组疼痛缓解情况并无显著差异($P=0.65$),通过单侧穿刺注射的骨水泥分布于椎体中部,X线观察充盈满意率96%,充盈率前者与后者相比无显著差异(77%或83%,$P=0.19$)。我们同样采用单侧穿刺方法,并采用1/2递减法推注骨水泥共计300多例,500个椎体,术者均可以避免X线照射,能达到满意的椎体高恢复及骨水泥分布,且无症状性骨水泥外溢。这证明单侧法是可行的,较双侧法可以缩短手术操作时间,减少患者和术者在X线下的暴露。但对于经验较少的医生,应该进行双侧椎弓根穿刺完成骨水泥的注射,避免因需良好充盈椎体而不得已造成骨水泥过多地溢出椎体,产生相关并发症。球囊扩张过程中,因扩张过度或被椎体内骨小梁刺破会产生球囊破裂,造影剂外溢,术者不必慌张,因目前所采用造影剂碘海醇术前无须皮试,可用空针经穿刺导针抽吸即可。

减少PVP、PKP手术并发症的最重要措施是在X线透视下,严密监视骨水泥在椎体内的充填过程,避免症状性漏出。关键在于骨水泥应具有良好的显影性,很少量的漏出即被发现而停止注射。目前市场上并没有专门设计供PVP、PKP使用的骨水泥,手术时可以在多聚体(粉剂)中加入适量无菌的硫酸钡颗粒($BaSO_4$),使$BaSO_4$占整个干粉重量的30%;有的术者在调和骨水泥时混入少量静脉用非离子型造影剂,两者都能达到增强骨水泥显影性的目的。

在PVP手术中,为了减少水泥从椎体内漏出,应该在骨水泥处于较黏稠的状态,即浆糊期时才进行注射,这样注射的阻力很大,常需特制的"螺旋加压注射装置"来控制骨水泥的注射速度、剂量;当X线透视显示骨水泥接近椎体后壁或有漏出征象,应立即停止注射操作。由于球囊扩张在椎体内形成了空腔,可以于低压下填充水泥,所以在PKP手术时,骨水泥应在更加黏稠的状态(拉丝状态)时,采用"骨水泥注入装置"完成其在椎体空腔的灌注。骨水泥注入过程结束后,应旋转穿刺针(PVP)或"骨水泥注入装置"(PKP)数周,使骨水泥在针尖或"装置"前端处断开,防止在软组织内遗留坚硬的骨水泥"尾巴",造成疼痛症状。应等待骨水泥充分固化后,才拔出器械,否则,处于椎体内高压状态下的骨水泥会沿针道退出,进入背部软组织。

术中、术后应密切观察患者生命体征、神经功能的变化。在注射骨水泥时,患者的平均动脉压、心率没有显著改变,血氧饱和度有下降趋势(由98.0%降至97.4%),但无临床意义;PVP术后,1%~2%的患者会感觉局部疼痛加重(不伴放射痛及神经功能障碍),可以口服镇痛药、NSAIDs或注射甾体激素等对症治疗;如出现其他神经体征,需立即进行影像学检查(通常是 CT 扫描);若由于骨水泥漏出,压迫神经组织,则急需手术减压。

术中神经电生理监测是预防神经损失的重要措施,尤其在选择全麻,及胸椎椎体成形手术中。

八、相关热点问题

(一)椎体内填充材料问题

骨水泥中 PMMP 价格便宜,用于人体内已有近半个世纪的历史,故相对安全,且推注相对容易。但因其固化后硬度较大,弹性模量较高,远高于正常椎体,故可增加临近椎体骨折及术椎再骨折的概率;骨水泥单体释放时理论上会导致一过性血压下降甚至休克死亡;骨水泥同样存在类似人工关节置换后发生的骨界面的松动融解现象;骨水泥聚合反应时会产生高温,有导致神经组织灼伤的可能。而 CPC 材料虽有弹性模量适中、聚合时无发热、可能被骨组织爬行替代等优点,但难于推注,且遇血不易固化,难以发挥生物力学性能。我院早期曾使用该材料,因术中注射困难而逐渐弃用。采用 CPC 混合 PMMA 的方式,可以降低 PMMA 的弹性模量,同时也解决了用 CPC 不容易推注及固化的问题,在临床中得到一定应用。

但目前仍没有一种弹性模量适中,无发热、毒性现象,可被骨组织爬行替代的理想的骨填充材料,如果能有所突破,将对椎体成形术的发展具有里程碑意义,并可应用于年轻胸腰椎骨折患者。

(二)术中及术后椎体高度再丢失现象

复位椎体再发塌陷主要分为 PKP 术后再塌陷和术中球囊取出后复位椎体再塌陷。骨水泥强化后,强化椎体再骨折的发生率为 0.56% ~ 63.00%。术前存在椎体内骨坏死、骨水泥呈团块样分布、骨折线区域骨水泥填充不足可能是椎体强化术后骨水泥椎体发生再塌陷的独立危险因素,严重骨质疏松、Kummell 病、骨水泥填充不足、分布不均是椎体成形术后强化椎体再塌陷的危险因素。我们发现,伤椎经球囊扩张后高度均能恢复至正常椎体高度的 80% 以上,甚至是部分陈旧性骨折。但当去掉球囊后,伤椎高度会很快丢失部分,至骨水泥灌注后,椎体高度恢复远低于球囊扩张的高度,分析其原因可能为椎旁肌张力有关,可采用全麻并给予少量肌松剂,或采用过伸体位以减少球囊取出后椎体高度再丢失。采用双入路单枚球囊序贯撑开矫正后凸畸形技术可以在后置球囊撑开、维持椎体高度的条件下,避免了球囊取出后椎体高度再丢失的现象。

(三)预防性椎体成形术的手术适应证及责任椎体的选择

是否进行术椎邻近节段椎体强化仍是很有争议的问题。文献报道,注射骨水泥后骨折椎体强度显著加强,引起脊柱生物力学状态发生变化,脊柱顺应性降低,术椎邻近节段椎体发生骨折风险增加。有人对此存有不同的看法:Kallmes 等在分析了骨质疏松性椎体压缩骨折(OVCFs)的特点后,认为这种类型的骨折节段多呈连续性或相邻性分布,与 PVP 治疗椎体的相邻节段发生骨折关联性不大,则可以简单地归为骨质疏松性脊柱骨折的自然病理生理过程。部分学者提出对邻近椎体行预防性成形手术。我们认为如骨质疏松程度严重,伴多发胸腰椎压缩骨折,骨折部位位于应力集中区(如:胸7、8椎体)及胸腰段椎体(胸12、腰1椎体),可对邻位椎体试行椎体强化手术。

责任椎体的认定需症状、体征及影像学检查结果相结合。MRI 对手术责任椎的认定极为重要,当临床症状及体征与 MRI 发生冲突时,宁愿相信 MRI。部分患者甚至以腰骶部疼痛为主要临床表现,但骨折部位往往位于胸腰段脊柱,仔细叩击该部位才发现有深叩痛,MRI 责任椎表现为 T1 稍低信号、T2 为稍高信号。

(四)椎体压缩高度不应成为手术禁忌

理论上讲,即使严重压缩骨折同样可以行 PVP 或 PKP 治疗,如呈薄饼样改变的椎体,椎体两侧残余部分骨质常被压缩呈三棱柱型,可采用双侧经椎弓根穿刺进入椎体侧方,推注少量骨水泥,临床症状也会很快缓解。

(五)椎体爆裂性骨折是否可以采用 PVP 或 PKP 治疗

椎体爆裂性骨折因骨性椎管占位,椎体后壁破裂,发生骨水泥椎管内渗漏风险较高,部分学者认为爆裂性椎体骨折是 PVP、PKP 手术禁忌证。但对于部分骨质疏松性椎体爆裂性骨折,特别是椎体后壁破裂但椎管占位小于 20%、无神经症状者,部分专家认为可考虑行 PKP 手术。手术时机可选择伤后 2~3 周,此时椎体后壁破裂骨块已部分血肿机化,骨水泥渗漏至椎管可能性较小,球囊及穿刺导针尽可能略靠前,可避免骨水泥经破裂的椎体后溢至椎管。手术需全程透视监测骨水泥推注,并严格掌握骨水泥推注时机即速度,需在神经电生理严密监测下操作。

（六）多椎体成形问题

一次完成多少椎体成形较好,多数学者主张不宜超过 3 个椎体,原因是会增加手术时间及穿刺风险,骨水泥渗漏及肺栓塞、脂肪栓塞风险及 X 线照射剂量。我们在全麻下行多模式神经电生理监测,采用单侧穿刺,PVP 结合 PKP,成功完成一期 3 椎至 6 椎体近 60 例手术(图 5-2),有效地缩短了手术时间,减少 X 线照射剂量,预防了手术并发症。

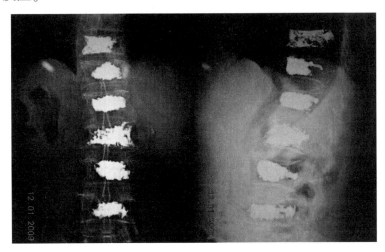

图 5-2　一期 6 椎体成形术

椎体成形技术通过近 40 年的发展,各种技术层出不穷,如骨填充网袋、VBS 椎体成形内支撑系统、单侧弯角成形技术等等,一定程度上拓展了椎体成形手术适应证,减少了手术并发症的发生,简化了手术流程,提高了手术安全性。椎体成形技术联合射频消融系统也可以应用于椎体转移性肿瘤姑息手术中,达到凝固和消融局部肿瘤的目的,稳定椎体,缓解疼痛症状。

九、PVP 及 PKP 手术并发症及防范

（一）骨水泥渗漏

骨水泥的椎体外漏出率很高(PVP:20%～70%;PKP:8.6%)(图 5-3),但大量的是无症状性漏出,对于训练有素的手术者,PVP、PKP 是很安全的、有效的微创手术。文献报道有关 PVP、PKP 手术并发症的发生率较低(OVCFs:1%～4%),多为一过性,术后不伴其他神经症状的局部疼痛加重。骨水泥漏至椎间孔处,常激惹神经根,引起强烈的放射痛,可以用局部封闭的方法治疗,如伴随运动功能障碍的征象,则应该

进行外科干预。采用球囊扩张后低压注射、掌握好注射的时机速度、应用高黏度骨水泥可有效防止骨水泥渗漏。我们采用1/2递减法推注,结合冰盐水延迟骨水泥聚合反应,分次推注骨水泥,有效减少了渗漏现象。

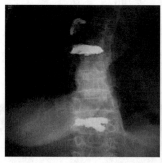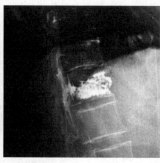

图5-3　骨水泥椎旁及椎体后渗漏

(二)术中穿刺损伤

对手术中穿刺损伤的预防很关键,术者应充分理解掌握穿刺途径及透视下正侧位判断穿刺导针是否进入椎管。早期开展手术可在局麻下进行,以期获得患者手术中即时信息反馈,从而避免术中穿刺损伤脊髓及神经组织。应坚决避免穿刺导致椎体前方大血管损伤,术前认真阅读影像资料,术中严格在C臂X线机透视下进行操作。强烈推荐胸椎手术及多椎体成形术在神经电生理监测下进行。穿刺损伤后处理措施:行MRI/CT检查迅速明确损伤性质原因,及时与患者及家属沟通。如发生神经脊髓损伤应立即行甲基强的松龙冲击治疗,以及GM-1、甲钴胺神经营养治疗,针对损伤原因行椎管减压手术治疗。后期行电针、理疗、按摩治疗,据中医辨证口服药物如补阳还五汤、八珍汤等。

(三)骨水泥拖尾及处理

发生骨水泥拖尾现象主要原因是骨水泥灌注时导针拔出过早或未能将导针尖部水泥摇断。骨水泥注入过程结束后,应旋转穿刺针(PVP)或骨水泥注入装置(PKP)数周,使骨水泥在针尖或"装置"前端处断开,防止在软组织内遗留坚硬的骨水泥"尾巴",造成疼痛症状。如拖尾发生在椎弓根内而未刺激周围组织可不处理,但骨水泥拖尾位于椎旁肌内应及时在术中处理,应沿原穿刺进针点做1cm切口,应用中弯钳探出拖尾骨水泥基底并将其钳夹,摇动取出。

(四)骨水泥肺栓塞和脑梗死

临床已有由骨水泥漏出造成肺栓塞和脑梗死的报道(图5-4),所以应在骨水泥较黏稠的状态时注射,且注射过程应全程在 X 线透视下完成,以减少漏出。造成栓塞的物质固然可以是骨水泥,但在骨水泥充填骨小梁间隙时,骨髓被挤出形成的脂肪栓子也是脏器栓塞的重要来源。因此每次手术骨水泥注射剂量不超过 30 ml,即每次手术不超过 6 个椎体。球囊扩张后低压下注射骨水泥有助于减少骨水泥肺栓塞及脑梗死的发生。术中采用全身复合麻醉有助于上述情况发生后的救治。

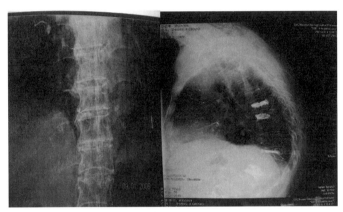

图 5-4 骨水泥漏出引起无症状性肺栓塞

第六章 老年髋部骨折

第一节 股骨颈骨折

髋部损伤是一种主要困扰中老年人的严重损伤,位居全身骨折与关节损伤的第八位,以骨折与脱位最常见。其中股骨颈骨折是骨科临床的常见损伤,随着人均寿命的逐年增长,其发病率逐年增加。对股骨颈骨折的治疗的历史是伴随矫形外科手术的发展而形成的。经典的治疗措施包括牵引复位、采用石膏外固定维持骨折复位、牢固的内固定器材进行骨折内固定;各种股骨头、颈血运的重建;假体植入和关节成形术,后者开启了全关节置换时代。尽管有了众多的先进方法用来处理股骨颈骨折,在某些情况下我们仍需把此类骨折归于没有办法治疗的骨折。目前认为缺血性坏死及骨折不愈合的发生与最初创伤程度、供应血管破坏程度,以及骨折复位程度明显相关。因此,要促进股骨颈骨折的愈合,减少股骨头坏死及骨折不愈合的发生,应考虑以下三个方面问题:①局部血液供应的修复;②准确的复位;③坚强的固定。鉴于此,国内外学者不断设计和改良各种手术治疗方法,以减少股骨头坏死及骨折不愈合发生率。

一、解剖

(一)血管解剖

股骨头血液供应有重要临床意义,圆韧带动脉由闭孔动脉后支发出的内骺动脉组成,旋股内动脉的分支即关节囊动脉,分上下两组,即上干骺端动脉及下干骺端动脉。此外,还有股骨干滋养动脉。临床上常由骨折脱位造成这些供养血管的直接或间接损伤,血循环中断或不足而造成股骨头缺血性坏死。

髋关节囊是由坚强的纤维组织构成的,它包裹了股骨头和大部分的股骨颈。关节囊的前缘抵止于粗隆间线,而后面外侧半的股骨颈在关节囊外。在股骨颈骨折愈合过程中,关节囊内侧部分的纤维结构基本上没有生发层参与周围骨痂形成。关节囊液具有纤维蛋白溶解、防止血块形成及通过阻止细胞形成和隔断血管向股骨头侵入的功能,从而阻碍骨折的愈合。在临床实际工作中发现,骨折的移位可造成股骨头无血运,尽管采用最佳的治疗方法,股骨头坏死和外侧块塌陷的现象的发生也在所难免,除非骨折块复位严密使血管再生不受干扰。

股骨干近端的血供情况已经被深入地进行了研究。Crock 将股骨近端血供分为三组:①关节囊外环,位于股骨颈基底;②关节囊外动脉环升支,位于股骨颈的表面;③包绕股骨头圆韧带的血管。关节囊外动脉环是由股中间动脉升支的一干在后面和股外侧动脉升支的一干在前面形成的环状结构。臀上、下动脉也参与了动脉环的构成。

由关节囊外动脉环沿股骨颈表面发出若干升支,在前面它们穿过附着在转子间线的髋关节囊,在后面它们潜行于关节囊完整的纤维层内。当动脉升支穿过股骨颈表面的滑膜反折和关节囊的延长纤维时,它发出许多小的分支进入股骨颈下关节软骨和股骨颈的交界区,叫支持韧带动脉。支持韧带动脉与股骨头颈的这种关系使其血运供应在任何股骨颈部位发生骨折时都会受到严重的影响。

当股骨颈升动脉穿过股骨颈表面时,它向股骨颈干骺端分出许多穿支。其他的干骺端的血液供应来自于关节囊外动脉环,有与上方的滋养动脉的髓内分支动脉环相吻合的来源,股骨颈升动脉的分支,和滑膜下关节内的动脉环在成人股骨干骺端和骨骺间有许多动脉连接。动脉升支所形成的动脉环可分为四组(前侧、内侧、后侧和外侧),基于这种血液供应的关系,这四组动脉给股骨头和股骨颈提供了充分的血运。在关节软骨的边缘,这些血管形成了第二个动脉环,有人把它命名为滑膜动脉环。这个动脉环有的人是完整的,有的人是不完整的,成年男子完整的情况比较多。

在滑膜下的动脉环,骨骺的动脉分支通过股骨头进入股骨。在骨折时破坏了这个动脉环,就会造成股骨头的严重缺血;这个动脉环的连接处外侧血液供应的不足将造成股骨头的缺血性坏死。当滑膜下的动脉环穿过股骨头时,它们被命名为骨骺动脉。

圆韧带的动脉是来自内侧股骨升支动脉,这个血管的功能在各种文献报道中有不同的作用。Howe 和他的同事发现,股骨头圆韧带虽然也供应股骨头血运,但是在股骨颈骨折时,它们的血液供应量不足以维持股骨头的血液供应。

血液供应的临床解剖意义:当发生股骨颈骨折的时候,骨间穿支动脉被破坏,股骨头的营养主要依靠剩下的支持韧带的血液供应和位于圆韧带的血液循环供应。股骨头的内侧血液供应血管只在股骨头下的一小部分区域提供血液供应。Trueta 通过注射方法研究了这些血管的吻合支在股骨头的分布情况。在临床实践中,这样的吻合支经常不足以提供股骨头的整个血运。Sevitt 和 Thompson 认为在滑膜下的血管吻合支不足以支持股骨头的血液循环。在股骨颈发生骨折的时候,股骨头被认为没有血液供应。有些学者指出在发生股骨颈骨折以后,血管的重建是通过爬行替代。虽然在骨髓腔中的血管重建能够很快发生,但是实际上,在发生坏死的股骨头内血管重建的速度很慢。所以,我们每一项治疗都要试图保存残存的血液供应。

有些学者看到,髋关节腔内的压力增强能够损害已经残存的血液供应,所以有些学者提出发生股骨颈骨折以后在做内固定的同时应当进行关节腔穿刺减压或关节囊的切除。在关节腔内积血造成关节腔内的高压常发生于关节内的骨折,有人提出采用超声的方法能够诊断出关节压力增高。他们在研究中发现,关节内的积血的压力可以超过动脉的压力,由此造成股骨头的血运减少。因此,发生股骨颈骨折以后,提倡对骨折处进行开窗减压或关节囊切除以保护残存的血液供应。有的学者指出,减少骨折部位的活动或牵引患肢可以减轻关节囊的压力。

血管再生主要发生在骨折的部位,这种再生的过程要慢于股骨头凹陷部位的残存血运再生。如果骨折部位被纤维化组织所占据,这些纤维组织可能会妨碍血管向股骨头区域的再生。再生的血管芽可能会由于骨折部位不稳定的固定遭受反复的损伤,手术复位增加骨折处的稳定固定就能降低缺血性坏死的发生率。这种稳定的固定可以通过切开复位及骨移植来获得。虽然血管再生在骨折部位很慢,而且不完全,但是尽早使骨折复位并进行有效内固定在治疗股骨颈骨折的过程中非常重要,在理论上,血管能够迅速再生和保存原有的有效循环,避免股骨头塌陷的发生。

当讨论缺血性坏死时,我们要强调缺血性坏死和晚发的股骨头塌陷这两个概念的区别。缺血性坏死是描述在发生股骨颈骨折复位或穿针固定以后造成的血管堵塞,而晚发的股骨头塌陷是用来描述在股骨头血运循环已经建立以后,骨折愈合造成的血管堵塞。晚发的股骨头塌陷的发生率被认为低于缺血性坏死的发生率。

骨折的复位对于是否发生缺血性改变和股骨头晚发的塌陷具有非常重要的意义。外翻、旋转等复位不良被公认是造成股骨头凹区域的血液供应减少的原因。Garden 描述了所有的不良复位都能够造成缺血性坏死的高发生率,包括肢体的内翻、外翻、向后翻转或向前翻转。

总之,在发生股骨颈骨折以后,股骨头有两个血液供应来源,第一个是骨折后未损伤的残存血管供应股骨头的血运,第二个是从股骨颈周围的血管再生或来源于周围关节囊组织。所以,治疗的目的是在早期进行骨折的解剖复位并予以坚强的内固定来保存现存的血液循环并在股骨头塌陷之前使血管再生。

（二）骨解剖

在 1838 年,Ward 首次描述了股骨头小梁结构的存在,它们的排列方向受受力方向影响,受力重的部位的骨小梁数量超过那些受力轻的部位的骨小梁数量,力沿着这种拱形方向进行传导,密度越大的地区受力越大。小转子侧的骨小梁由股骨头凹向下通过股骨头,大转子侧的骨小梁通过大转子由此到达外侧骨皮质,这种表现在骨质疏松的患者非常明显,特别是进行内固定的患者,这是因为骨质疏松的患者对内固定材料的把持度很小,这样就影响了治疗结果。Singh 和他的同事以在 X 线下表现的骨小梁结构作为骨质疏松诊断的标准。

1.股骨颈

股骨颈为一管状结构,横断面略呈扁圆状,内下方皮质骨最坚厚,颈中心几乎中空。股骨颈连接股骨头与股骨干,形成两个角度:颈干角和前倾角。

（1）颈干角:股骨颈与股骨干之间所形成的角度,称为颈干角。在婴儿时期约为150°;至成人,其正常范围可在 110°~140°,但大多数皆在 125°~135°。由于股骨颈及颈干角的存在,粗隆部及股骨干远离髋臼,以适应髋关节大幅度活动的需要。无论髋内翻或髋外翻,均可引起股骨近端负荷及应力的改变,继发结构异常和功能障碍。因此,在治疗时应注意保持正常颈干角。

（2）前倾角:下肢在中立位时,股骨头与股骨干不在同一个冠状面上,股骨头居前,股骨颈向前倾斜,与冠状面形成一个角度,称为前倾角。在婴儿期,为 20°~30°,随年龄的增长而逐渐变小,至成年平均为 120°~150°,女性者稍大于男性,前倾角为臀中肌提供一个在矢状面上的杠杆臂,使肌肉效能成倍增加,这个杠杆臂越长,为保持直立姿势所需的臀中肌力越小,但过度前倾,则有碍于髋关节的外旋活动,且造成脱位的潜在风险。

2.股骨距

股骨距是一个密度很高的垂直板状结构,它由股骨干的后内侧延伸到小转子间然后放射到大转子间来加强股骨颈后侧的承重能力,股骨距由内向外密度逐渐减低。股骨距实际上是股骨干后内侧皮质骨的延伸,其厚度亦基本相同。位于股骨颈与股骨干连接部的后内方,为多层致密骨构成的纵行骨板。股骨距的存在,大大加强了颈干连接部对应力的承受能力,是直立负重时压缩应力最大的部位,同时也加强了抗压缩和抗张力两组骨小梁最大受力处的连接,形成一个完整的负重结构。这种结构具有临床意义,如股骨颈骨折行内固定时,使内固定物紧贴股骨距,可增强内固定的效果。又如行人工股骨头置换时,注意保全股骨距,可减少人工股骨头松动或下陷的机会和程度。

3.肌肉

按肌肉的主要功能可区分为六组:屈髋肌、伸髋肌,外展肌、内收肌、外旋肌和内旋肌。

(1)屈髋肌:主要屈髋肌有髂腰肌、股直肌、缝匠肌和阔筋膜张肌。辅助屈髋的肌肉有:耻骨肌、长收肌、短收肌、大收肌和股薄肌。

(2)伸髋肌:主要伸髋肌有臀大肌、股二头肌长头、半膜肌、半腱肌和大收肌的后部。辅助伸髋的肌肉有长收肌、短收肌、股薄肌和臀中、小肌的后部。

(3)外展髋肌:主要外展髋肌有臀中肌和臀小肌。

(4)内收髋肌:主要的内收髋肌为内收肌群,包括长收肌、短收肌和大收肌。

(5)外旋髋肌:主要的外旋髋肌有梨状肌、上孖肌、下孖肌、闭孔内肌、闭孔外肌和股方肌。辅助外旋髋的肌肉有臀大肌、臀中肌的后部纤维及髂腰肌。

(6)内旋髋肌:主要的内旋髋肌是臀中、小肌的前部肌纤维。屈髋时阔筋膜张肌、伸髋时某些内收肌亦有内旋作用。

二、股骨颈骨折病因、损伤机制、分类及诊断

(一)病因

1.老年患者

股骨颈骨折多见于老年患者,其主要原因为骨质疏松使骨小梁变得极为脆弱,同时老年人的自御能力较差、反应迟缓,因而当遭受轻微外力时即可发生骨折。股骨颈骨折大多为生活性损伤,如平地滑倒或绊倒,由床上或座椅上跌下致伤等。有人提出,老年人的股骨颈骨折普遍存在骨质疏松症,因而有理由认为是一种病理性骨折。

2.青壮年患者

青壮年人一般不存在骨质疏松,股骨近端骨结构十分坚强,需要较大的暴力才能发生股骨颈骨折,如交通损伤或高处坠落伤等。此类骨折错位多明显,血运损伤亦较重,有时是全身多发损伤的一个组成部分。

3.疲劳骨折

偶有因多次重复轻微外伤的积累而逐渐发生骨折者,称为疲劳骨折,如长跑或

长途行军等均可能引起。其特点是慢性经过,症状不重,骨折线与新生骨痂同时存在,常被误诊为髋部软组织损伤。仔细观察 X 线片多能发现。

多次重复的极限应力作用于股骨头可造成骨折,这一现象已被临床及实验研究所证实。但其发生机制,即骨内结构的变化,至今仍不能肯定。有人用骨的结晶分子结构的移位来解释;有人则认为是骨营养动脉闭塞引起中心性骨缺血坏死的结果;还有人认为是重复应力使骨质吸收和替代过程加速,吸收快于替代,因而首先引起局部骨质疏松,最后由于继续负重而导致骨折。由于疲劳骨折日益被人们所认识,发生率有增长趋势,因而值得重视。

股骨颈骨折最常见的原因是站立位时摔倒。这种低能量的应力不一定能使正常密度的股骨颈骨折,因此就出现了摔倒和骨折孰为因果的问题。虽然股骨颈的疲劳骨折确实有时存在而且不被复位,但是大多数人认为,大部分的股骨颈骨折还是由摔倒造成的。因为股骨颈骨小梁的疲劳骨折的发生是和骨密度的下降相关的,所以有严重骨质疏松的患者往往在摔倒之前就有了疲劳骨折。

(二)损伤机制

大多数股骨颈骨折是由日常很微小或轻度的损伤所造成的,只有很少数的病例是由严重的创伤造成。Kocher 提出了股骨颈骨折的三种损伤机制:第一种是摔倒以后直接撞击大转子;第二种是外旋肢体造成,股骨头被前侧的关节囊紧张固定,而髂股韧带使股骨颈向后旋转使其后侧的骨皮质发生了损伤,波及髋臼横韧带;第三种是反复的负重致微型骨折产生,最终发展成真正的骨折。

(三)骨折的分类

股骨颈骨折可区分为若干类型,与治疗方法的选择和预后的判断有较密切的关系。

1.按骨折部位分型

(1)头下型:骨折面完全在股骨头下,整个股骨颈皆在骨折远段。显然这类骨折对血运的损伤较严重,但骨折复位后,尚可保持一定的稳定性。临床多见。

(2)头颈型:骨折面的一部分在股骨头下,另一部分则经过股骨颈,故称头颈型。最常见的是骨折面的外上部通过股骨头下,而内下方带有部分股骨颈,有时如鸟嘴状。此型临床最常见。由于遭受剪应力而稳定性最差,骨折复位后的稳定性亦差。

(3)经颈型:全部骨折面均通过股骨颈。实际上,此型骨折甚为少见,特别在老年患者中更为罕见,甚至有人提出在老年患者中不存在这种类型,而 X 线片所显示的经颈骨折是一种假象,往往在重复摄片或复位后摄片时证实为头颈型。

2.按骨折线走行分型

Pauwels 于 1935 年提出这一分型方法。主要是用骨折线的倾斜度来反映所遭受剪应力的大小。依骨折线与股骨干垂直线所成的角度(Linton 角)可分为 3 型:角度小于 30°者为 Ⅰ 型,最稳定;角度在 30°～50°者为 Ⅱ 型,稳定性次之;角度大于 50°者为 Ⅲ 型,最不稳定。

3.按骨折错位程度分型

Garden 于 1961 年提出这一分型方法,分为四型:

Ⅰ 型:不全骨折。在这种骨折当中,股骨颈的内侧骨小梁仍然完整,这种类型包括外展、嵌插型骨折。

Ⅱ 型:完全骨折,但无错位。没有移位的完全型骨折,在 X 线表现上,负重的骨小梁被骨折线切断,整个股骨颈分成两部分,但没有移位。

Ⅲ 型:骨折部分错位,股骨头外展,股骨颈轻度上移并外旋。

Ⅳ 型:骨折完全错位,股骨颈明显上移并外旋。

(四)诊 断

1.应力型骨折和嵌插型骨折

患有应力型骨折和嵌插型骨折的患者可能会主诉在腹股沟区或膝关节内侧有轻度的疼痛,他们可以行走,但伴有因疼痛而造成的跛行,这样就可能延误了他们的诊断和治疗,因为他们常常认为自己仅患有肌肉方面的问题。临床查体不能发现明显的畸形,只有在主动或被动屈曲髋关节时出现轻度的不适应,某些肌肉可能在肢体活动时伴有痉挛性的表现,在叩诊大转子时,出现一种特殊的疼痛感,如果没有对无移位的应力型骨折或嵌插型骨折做出诊断,可能就会在身体负重时导致骨折的移位。如果初诊 X 线表现为正常,但髋部仍有疼痛,不能排除股骨颈的骨折。在某些情况下,需要 X 线片、CT、磁共振或骨扫描协助对这类疾病的诊断。磁共振的准确程度在评价骨折上与骨扫描相同,在住院的 24 小时之内,磁共振的敏感程度比骨扫描 72 小时之内的敏感度要高。

2.移位骨折

移位的股骨颈骨折很容易通过常规的 X 线检查证实,X 线是进行治疗前的必要检查,对骨折类型的诊断、骨折粉碎程度的判断以及判断是否存在骨质疏松均有帮助。常规的 X 线检查应当包括前、后位的 X 线片,以了解是否有骨折旋转,以及一张髋关节的侧位片。如果不能够进行这些检查,就应当在麻醉下进行髋关节 X 线检查,以确定治疗方法。

对于高能创伤的患者,骨盆正位平片是其早期创伤影像学检查的常规组成部分。应该仔细观察平片中股骨颈区域。条件允许时在拍骨盆正位片前将下肢固定于内旋位。物理检查或放射影像检查发现同侧下肢创伤或有髋关节疼痛,都提示应行常规的骨盆正位 X 线检查。

发生低能创伤时,应行下肢轻度内旋的骨盆正位片检查,仔细检查有无股骨颈骨折。如果病史及物理检查提示存在髋关节骨折,而最初的正位片未发现,应将股骨充分内旋后再次行有症状侧髋关节正位 X 线检查。这一姿势使得前倾的股骨颈得以表现出最大的外形轮廓,最有可能发现隐匿的骨折。

三、治疗

(一)无移位的股骨颈骨折

无移位的股骨颈骨折包括嵌插型(Garden Ⅰ 型)和完全性股骨颈骨折(Garden Ⅱ型)的预后相似,治疗相同。内固定术用于无移位的股骨颈骨折的优点是能早期让患者活动,可降低死亡率。内固定后多数患者早期活动不会造成骨折移位。如果发生了移位,那么缺血坏死率将成倍上升,关节置换术是老年患者的首选方法。因此选择螺钉、多根针或其他固定方法进行内固定术是合理的,使用空心螺丝钉和 Knowles 针治疗结果无明显差别。

(二)错位型骨折的治疗

股骨颈骨折中大部分为错位型,复位和内固定是治疗错位型股骨颈骨折的基本原则,除少数极高龄患者或有手术禁忌证者外均适应。

1.复位

(1)复位方法:

①Mc Elvenny 法:患者仰卧于牵引台上,将双足固定于牵引架上,插一木棒顶住会阴部,双下肢伸直,各外展约 30°施加牵引至两下肢等长,然后分别将健肢和患肢各内旋 20°,将患肢内收至中立位或稍外展,最后叩击大粗隆使骨折嵌插。多数骨折可用此法达到满意的复位,这是应该首选的一种好方法。在施行这种方法时,应始终注意保持骨盆在两侧绝对对称的位置上,在牵引患肢时,防止骨盆向患侧倾斜;在内旋患肢时,防止骨盆向对侧旋转。另缺乏经验者往往容易施加牵引力过大,致使

骨折端分离,应引起注意。

②Leadbetter法:患者仰卧,术者用一手握住患肢踝部,使髋和膝均屈至90°,用另一前臂置于患者小腿近端,沿股骨干轴线向上牵引,然后依次内旋、外展并伸直髋关节。当放松牵引,置患肢于手术台上,如发现外旋畸形已消失,则表示已经复位。其结果常不如前法满意,故仅用于股骨头极度前屈,且使用上法复位失败者。

③牵引逐渐复位法:术前在病房采用骨牵引于1~2周内逐渐达到复位,然后连同牵引装置送手术室进行手术。

④切开复位:适用于闭合复位失败,或需要同时行植骨者。但亦有人列其为常规复位方法,并认为与闭合复位相比可缩短手术时间,且在无X线设备的条件下亦可施行。

(2)复位标准:骨折复位后,可能出现三种结果。①解剖复位,即无论在正位或侧位X线片上均达到完全的复位。要特别注意股骨距及内侧皮质骨的连续性和完整性,而且股骨头没有前屈。②过度复位,即在正位X线片上显示远骨折端稍向内移,其内侧骨皮质托住骨折近端的内侧骨皮质,而在侧位片上没有成角,剪应力被消除,位置稳定。③复位不足,即远骨折端的内侧骨皮质未能托住近骨折端的内侧骨皮质,而向外上方移位。

2.手术治疗

对于有移位的股骨颈骨折手术治疗目标在于保存关节功能。早期功能锻炼可以减少术后并发症,改善功能,也能缩短住院时间。骨折固定失败、骨不连、缺血坏死是严重的并发症,影响股骨颈骨折的治疗效果。治疗方法也从闭合复位石膏固定进展到内固定,再发展为假体置换,以及目前的选择性进行内固定或假体置换。目前,对于多数有足够骨量的移位股骨颈骨折,应采取闭合或切开复位加内固定治疗。老年患者骨质疏松、骨折粉碎时不应进行内固定,而应进行假体置换。这些患者一般为高龄,功能需求低,其活动限制在室内,生活不能自理,因此存活期有限。这类患者发生需要翻修关节置换的并发症的概率很低。尽管不同类型的假体置换具有不同的优缺点,但没有一种假体的使用期限和功能可与骨折愈合后的自身关节相比。而且,内固定失败还可进行全髋置换,因此并发症的发生率较低。半关节置换失败也要进行全髋置换,不过操作起来更困难,结果也可能不理想。

多数股骨颈骨折适合手术治疗,但对于体质虚弱及长期卧床的股骨颈骨折患者则为禁忌。术式包括内固定术和关节置换术。移位股骨颈骨折在选择术式之前,要考虑以下因素。年龄是要评估的因素,但活动度、骨密度、基础状况比年龄更重要,这些都要在决定术式之前加以考虑。如果复位固定成功，其长期治疗结果较好。复位及固定的失败主要是由于早期未固定或失败、骨不连、缺血坏死、关节面塌陷，这些在粉碎性骨折患者身上发生较多。关节置换术可以避免骨不连、缺血性坏死，但围手术期并发症发生率较高。此外，还会发生假体松动，关节面的损坏，这都是二次手术的指征。因此，股骨颈骨折最初的治疗目标应该是减小二次手术的可能性。总体来说，避免关节置换二次手术的最好办法是：半关节置换仅用于生存期有限、功能需求低的患者。对于老年股骨颈骨折患者，应该行内固定术还是关节置换术的争论非常普遍。文献表明：关节置换的失败率为 28%，其中关节脱出率为 0.3%～11%；感染率为 2%～42%。合理复位和正确使用拉力螺钉可以把内固定术的失败率和骨不连率降低至 10% 以下。尽管移位股骨颈骨折在愈合后有 10%～30% 的缺血坏死率，但多数功能需求低的患者不需要处理。如果确实需要处理，全髋置换是安全和成功的方法。

（1）内固定术：许多实验室和临床研究表明，减少股骨头骨折的移位可以增加股骨头的血运，这可能是因为移位少的患者侧支血运未被破坏的缘故。股骨颈骨折多是需要急诊手术的。在一组小于 50 岁的股骨颈骨折的患者中，凡是于 8 小时之内复位并做内固定手术的患者，骨不连率为 0，缺血坏死率为 20%。实验室和临床研究证明，囊内压缩同样会对股骨头血运造成不良影响。目前的手术趋势是侧方入路进入 Watson-Jones 间隙，在阔筋膜张肌和臀中肌之间直视下前方切开关节囊。虽然髋关节囊没有撕裂的可能性有 5%～10%，但是这种简单的术式确实可以缓解由囊内压增高导致的动静脉回流受阻。骨折的解剖复位是股骨颈骨折治疗的关键因素。直接影响骨折愈合及股骨头缺血坏死的发生。Moore 指出，X 线显示复位不满意者，实际上股骨颈骨折端接触面积只有 1/2。由于骨折端接触面积减少，自股骨颈基底向近端生出的骨内血管减少或生长受阻，从而减少了股骨头颈血运。Garden 提出利用"对位指数"（后被称为 Garden 指数）对股骨颈骨折复位进行评价。Garden 指数有两个角度数值：在正位 X 线片上，股骨颈内侧骨小梁束与股骨干内侧骨皮质延长线的夹角正常为 160°；在侧位 X 线片上股骨头中心线与股骨颈中心为一条直线，其夹角为 180°。Garden 在研究了大量病例后发现，股骨颈骨折复位后，在正、侧位 X 线片上 Garden 指数小于 155 度病例组中，股骨头缺血坏死率大约为 7%，而在 Garden 指数大于 180° 的病例组中，股骨头缺血坏死率高达 53.8%。因此 Garden 认为，如果复位后 Garden 指数在 155°～180° 之内即可认为复位满意。一旦闭合复位失败，应该考虑切开复位，即直视下解剖复位。以往认为切开复位会进一步损害股骨头颈血运，近年来,许多研究者都证实切开复位对血运影响不大。Banks 的结论甚至认为切开复位后不愈合率及股骨头缺血坏死率均有下降。其理由是,首先切开复位时关节囊切口很小,而解剖复位对血运恢复起到了良好的作用,切开复位可采用前侧切口或前外侧切口（Watson-Jones 切口）。有人提出,如存在股骨颈后外侧粉碎,则应选择后方切口以便同时植骨。但大多数研究者认为后方切口有可能损害股骨颈后外侧残留的血运,故应尽量避免。股骨颈骨折复位后稳定与否很大程度上取决于股骨颈后外侧是否存在粉碎,如果出现后外侧粉碎,则丧失了后外侧的有效骨性支撑,随后常发生复位失败以至骨折不愈合。Banks 发现在股骨颈骨折术后骨折不愈合的患者中,有 60% 原始骨折有后外侧粉碎。

应用于股骨颈骨折治疗的内固定物种类很多。合格的内固定是坚强固定和骨折端获得加压。应再次强调,解剖复位在治疗中至关重要,因为不论何种内固定材料都无法补偿不良复位所产生的问题。各种内固定材料均有自身的特点和不足。医生应该对其技术问题及适应证非常熟悉以便选择应用。

三翼钉作为治疗股骨颈骨折的代表性内固定物曾被应用多年,由于其本身存在许多问题而无法满足内固定原则的要求,早已被弃用。目前经常应用的内固定材料可分为多针、钩钉、加压螺钉、滑动螺钉加侧方钢板等。

①多针。多针固定股骨颈骨折为许多作者所提倡。多针的种类很多:主要有 Knowles、Moore、Neufeld 等。多针固定的优点主要是可在局麻下经皮操作,从而减少出血、手术死亡及感染的危险。其缺点是:a.固定强度不足;b.在老年骨质疏松的患者中,有在股骨粗隆下进针入点处造成骨折的报道;c.存在固定针穿出股骨头的可能。多针固定时如进针过深,此针道应该废弃,如再次经此针道穿针,容易穿出股骨头。

②钩钉。Stromgqvist 及 Hansen 等人设计了一种钩钉治疗股骨颈骨折,该钉插入预先钻孔的孔道后在其顶端伸出一个小钩,可以有效地防止钉杆穿出股骨头及向外退出,手术操作简便、损伤小,并且 Stromqvist 认为其可降低股骨头缺血坏死率。

③加压螺钉。多根加压螺钉固定股骨颈骨折是目前主要提倡的方法,其中常用的有 AO 中空加压螺钉、Asnis 钉等。中空加压螺钉的优点有:骨折端可获得良好的加压力;三枚螺钉固定具有很高的强度及抗扭转能力;手术操作简便,手术创伤小等（图 6-1）。由于骨折端获得加压及坚强固定,提高了骨折愈合率。术后患者可以早期活动肢体,有效地防止了骨折并发症发生。但对于严重粉碎骨折,单纯螺钉固定的支持作用较差,有继发骨折移位及髋内翻的可能。

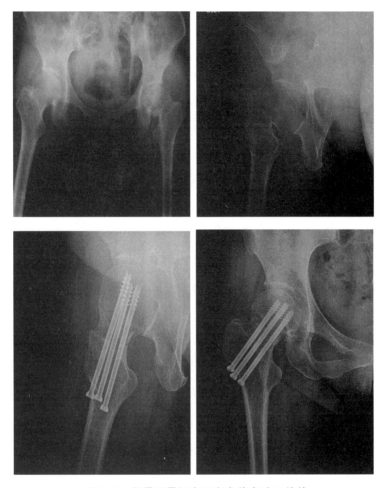

图 6-1　股骨颈骨折内固定术前术后 X 线片

④滑动螺钉加侧方钢板。滑动螺钉加侧方钢板主要有 AO 的动力髋螺钉 DHS 及 Richards 钉,其特点是可对股骨颈后外侧粉碎、骨折端缺乏复位后骨性支撑者提供可靠的支持;其头钉可沿套管滑动,对于骨折端产生加压作用。许多研究者指出,单独应用时抗扭转能力较差,因此建议在头钉的上方再拧入一颗加压螺钉以防止旋转。

对于内固定物在股骨头中的合理位置存在较大的争议。Cleceland、Bailey,McElvenny 等人均主张在正、侧位 X 线片上,内固定物都应位于股骨头中心。任何偏心位置的固定在打入时有可能造成股骨头旋转。另外股骨头中心的关节下致密的骨质较多,有利于稳定固定。Fielding,Pugh、Hunfer 等人则主张内固定物在正位 X 线片上偏下、侧位上略偏后置放,主要是为了避免髋关节内收、外旋时内固定物切割出股骨头。Lindequist 等认为远端内固定物应尽量靠近股骨颈内侧,以利用致密的股骨距来增加其稳定性。尽管存在争议,目前一致的看法是由于血运的原因,内固定物不应置于股骨头上方。关于内固定物进入股骨头的深度,目前一致认为应距离股骨头关节面至少5 mm为宜。

一个合格的内固定应能容许患者早期活动,包括在床上坐起及扶拐下地活动。一般术后1~2周即可容许患者扶拐下地,如果患肢负重时不感到疼痛,则可逐步扶拐练习行走,直至骨愈合,始可弃拐。术后随诊,数日内拍X线片证实复位及内固定质量可靠,然后每2~3个月复查摄片一次。一般愈合时间约需4~6个月。骨折愈合后仍应继续随诊,每6~12个月复查一次,直至术后5年,以便早期发现股骨头缺血坏死和塌陷。

(2)植骨术。植骨术有三种:游离植骨、带血运的肌蒂骨瓣植骨及血管蒂植骨。无论使用何种植骨术,均应先行骨折复位和内固定。

①游离植骨:由大粗隆部钻隧道越过骨折处,然后由胫骨、腓骨或髂骨取条状骨植入,方向与内固定物平行。亦有人切开关节囊,取髂骨碎片植于骨折处。

②肌蒂骨瓣植骨:1967年Meyers首先用于治疗某些股骨颈骨折合并颈后侧粉碎塌陷者,同时用松质骨填充塌陷缺损,使新鲜股骨颈骨折的愈合率提高至97%。随后,有人用此法治疗骨折不愈合,亦取得较好效果。

手术植骨取自股方肌附着处,手术时患者取俯卧位,摄X线片证实复位良好,按常规行骨折内固定,做后侧切口,显露股方肌及其在股骨近端的附着,于该肌附着处凿取骨瓣,近端起自股方肌上缘1 cm,远端取在该肌下缘,骨瓣全长约4 cm,宽1.5 cm,厚1 cm,包括全部起止部连同骨瓣向内翻开,注意保护进入股方肌的血管及其下的坐骨神经。切开后关节囊,直视下检查骨折复位情况(亦可于此时行内固定)。在股骨颈后侧,由股骨头下向头内凿通一隧道深约2 cm,并凿出一骨床恰能容纳植骨瓣,将骨瓣近端插入股骨头内,须越过骨折处,远端用一螺丝钉固定于股骨颈基底部,保持股方肌勿扭转、无张力。

对部分患者可采用前切口,用缝匠肌髂骨瓣植骨。

③血管蒂植骨:随着近年来显微外科的进展,一些学者采用带血管蒂的骨移植治疗股骨颈骨折不愈合及股骨头缺血性坏死获得成功。应用较多的是带有血管蒂的腓骨段移植,术者具有吻合血管的显微外科技术是成功的关键。亦有人采用带血管蒂的骨膜移植获得成功。有人报告用臀上动静脉深上支血管蒂髂骨移植获得满意疗效。

(3)人工关节置换术。对于新鲜股骨颈骨折治疗方面,人工关节置换术曾被广泛应用于老年人移位型骨折。应用人工关节置换术治疗老年人股骨颈骨折主要基于两点考虑：①术后患者可以尽快肢体活动及部分负重,以利于迅速恢复功能,防止骨折合并症,特别是全身合并症的发生,使老年人股骨颈骨折的死亡率降低。这一点曾被认为是应用人工关节置换术的主要理由。近年来,内固定材料及技术不断发展提高,当代的内固定材料完全可以满足上述要求,因此,人工关节置换术的这一优点便不再突出。②人工关节置换术对于股骨颈骨折后骨折不愈合及晚期股骨头缺血坏死是一次性治疗。关于这一点有许多不同意见:首先,目前无论采用何种技术方法,对于新鲜骨折不愈合及晚期股骨头缺血坏死都无法预测。其次,应用当代内固定材料后,多数作者报道股骨颈骨折不愈合率低于5%。同时,人工关节置换有其本身的缺点:①手术创伤大,出血量大,软组织破坏广泛。②存在假体松动等危险而补救措施十分复杂。因此,目前的趋势是对于新鲜股骨颈骨折,首先应争取内固定。对于人工关节置换术的应用,不是简单根据年龄及移位程度来决定,而是制定了明确的适应证标准。Thomas.A.Russell 在第 9 版凯氏手术学中对于人工关节置换应用于新鲜股骨颈骨折的治疗提出了相对适应证和绝对适应证,国际上对此也予以承认。

相对适应证:

①患者生理年龄在 65 岁以上,由于常合并其他疾病,预期生存年限不超过15 年。

②髋关节骨折脱位,主要是指髋关节脱位合并股骨头骨折。特别是股骨头严重粉碎骨折者。

③股骨近端严重骨质疏松,难以对骨折端进行牢固固定,这一点十分相对。因为严重疏松的骨质不但难以支撑内固定物,同样也难以支撑人工假体。如应用人工假体,常需同时应用骨水泥。

④预期无法离床行走的患者,其目的主要是缓解疼痛并有助于护理。

绝对适应证:

①无法满意复位及牢固固定的骨折。

②股骨颈骨折内固定术后数周内固定物失用。

③髋关节原有疾患已适应人工关节置换。如原来已有股骨头无菌坏死、类风湿、先天性髋脱位、髋关节骨性关节炎等,并曾被建议行人工关节置换。

④恶性肿瘤。

⑤陈旧性股骨颈骨折,特别是已明确发生股骨头坏死塌陷者。

⑥失控性发作的疾病患者,如癫痫、帕金森病等。

⑦股骨颈骨折合并髋关节完全脱位。

⑧估计无法耐受再次手术的患者。

⑨患有精神疾患无法配合的患者。

第二节 股骨转子间骨折

当老年人遭受转子间骨折时,骨的连续性遭到破坏,这将对患者的身体健康、精神状态和独立生活能力产生严重的影响。和股骨颈骨折一起,转子间骨折可能代表骨科医生现在所面对的最重要的公共健康问题。在这个医疗资源还十分有限的时代,我们必须确保所提供的治疗是最经济有效的。为实现这个目标,骨科医生必须和内科或老年病专家、麻醉医生、康复专家和社会支持网络一起协调工作,使得骨折治疗、患者本身以及健康保障系统均获得满意结果。

股骨转子间骨折多发生于老年人。女性发生率为男性的 3 倍。老年患者致伤原因多为摔伤。Griffin 和 Boyd 对 300 例股骨转子间骨折病例的研究显示,伤后三个月内患者死亡率为 16.7%,大约是股骨颈骨折患者死亡率的 2 倍。年轻患者致伤原因多为高能损伤,如交通伤、高处坠落伤等,需注意股骨头、股骨颈、胸部以及腹部损伤情况。此时,骨折线可延至转子下或为反斜行转子间骨折,治疗较困难。

股骨转子间骨折的治疗如仅考虑骨折愈合,保守治疗(牵引)即可奏效。但由于保守治疗合并症较多,如褥疮、尿道感染、关节挛缩、肺炎以及血栓等,因此,近年来一致认为,如患者伤前能活动,股骨转子间骨折的治疗原则是骨折的坚强内固定及患者术后早期肢体活动。保守治疗只适用于不能耐受麻醉及手术的患者以及伤前不能活动且伤后无明显不适患者。

股骨转子间骨折属于囊外骨折。特点:①股骨转子间骨折的患者年龄逐渐增高。②股骨转子间骨折的发生率,特别是粉碎性不稳定性骨折的发生率正在增加。与股骨颈骨折相比,它的发病率是股骨颈骨折的 4 倍,而且患者发病年龄高于股骨颈骨折患者 10~12 岁。因此,提高股骨转子间骨折的手术治疗水平,改善术后护理,促进患者早日康复,最大限度地减少病死率和病残率,使患者尽早恢复到骨折前的生活状态,已经成为今日骨科医生的责任。

一、病因病机

转子间骨折的发病率呈上升趋势。现在,美国每年髋部骨折大约有 250 000 例。

研究者预测,在 2040 年每年将会有 500 000 例患者,且近九成的患者年龄超过 65 岁,75%的患者为女性。据估计,90 岁以上老年人将至少会经受一次髋部骨折,其中将近一半患者是转子间骨折。

与股骨颈骨折相比较而言,转子间骨折更易发生于高龄人群。老年人更易受骨质疏松和医疗条件的影响,而且他们的行动比较困难,步态更不稳定,粉碎骨折的发年率正在增加,这与世界人口的老龄化是平行的。

老年人的跌倒有许多原因,姿势和步态的紊乱、视力和听力下降、随着年龄的增加而使用强效药物使方向感下降,都会使老年人跌倒更为频繁。跌倒导致髋部骨折时,Cummmings 和 Nevitt 认为有四种条件需同时存在。第一,跌倒会增加转子部或转子附近的压应力。第二,患者的保护反映,如抓取支持物或伸展上肢以减少下落的能量。第三,髋部软组织不能恰当地吸收跌倒的能量。第四,骨结构的强度不足以抵抗剩余的能量。随着人们年龄的增加,行走的速度将会减缓,向前的惯性可以使 65 岁的老年人用手或膝关节撑地向前跌倒(患者在试图阻止跌倒时可能会出现腕部或肩部骨折)。相对应的,85 岁的老年人行动更加迟缓,如果失去平衡,他们可能倾向于向侧方跌倒,这将直接影响髋部。在一个病例对照研究中,有慢性疾病的患者髋部骨折的概率增加 5 倍。虽然许多老年转子间骨折患者没有其他疾病,但 7%～15%的患者有骨折病史。

当转子间骨折发生于年轻患者或由于高处坠地伤或交通事故所致时,应按照高能量损伤来处理。引起年轻人转子间骨折的外伤力将导致严重的移位和反转子间骨折以及转子下骨折。这种高能量损伤内固定比较困难,而且应当与老年人的低能量损伤区别对待。

转子间骨折受伤原因及机制与股骨颈骨折相类似,老年人股骨转子部骨质疏松,在轻微外力下跌倒,臀部或大转子着地,或扭转外力使肌肉失去平衡,如腰部突然扭转,大腿外展外旋暴力作用于股骨转子部即可造成股骨转子间骨折。旋转暴力分为内旋外力及外旋外力,所造成的骨折形态上基本相似,但机制相反,治疗上截然不同,应注意区分。另外股骨转子间骨折直接外力损伤少见,多为复合转子下骨折的转子间骨折,治疗难度加大。

二、诊断要点

(一)症状

伤后髋部疼痛,不能站立、行走。

（二）体征

局部肿胀明显,有皮下瘀斑,大转子部压痛、叩痛,患肢有短缩、内收、外旋畸形。

（三）影像学检查

X 线片可帮助诊断,并明确骨折移位情况及类型。

三、分型

理想的骨折分型应具有以下优点:容易使用,易于交流、指导治疗、预测预后,在不同的患者可以重复使用,与骨折的通用分类原则保持一致。可惜的是在股骨转子间骨折中还没有这种分型方法。1949 年 Evans 发表了以骨折线方向、闭合复位以及骨牵引维持骨位情况为基础的分类方式,强调骨折复位后内侧结构对骨折稳定的重要性;1975 年 Jensen 和 Michaelsen 对 Evans 分型进行了修改,提出随着大小转子受累骨折数的增加,骨折稳定性将会降低;AO 分型将股骨近端骨折以文字及数字分类方式分类,包含了整个骨骼系统的治疗及预后,该分型可以与改良的 Evans 分型相互对应。所有的分型方式均强调骨折的稳定的重要性,包括骨折本身的稳定、闭合复位后的稳定、手术内固定后骨折稳定。Evans-Jensen 分型简单,可靠性高,临床上根据骨折的部分数量就可以判断骨折及骨折复位后的稳定性,因而受到推崇。

1.国内骨科界沿用多年的分型方法

(1)顺转子间型:骨折线由大转子斜向内下达小转子,小转子可保持完整或被劈成一孤立骨片,但骨折端内侧骨皮质常无粉碎,复位后骨折较稳定。

(2)顺转子间粉碎性骨折:骨折线走行与顺转子间相似,但内后侧骨皮质粉碎,常为一个或数个包括小转子在内的骨折块,复位后因内侧失去支撑作用,骨折常不稳定。

(3)反转子间型:骨折线由大转子下方斜向内上达小转子上方,骨折近端因外展、外旋肌群收缩而外展、外旋,远端因内收肌群与髂腰肌牵拉而向内、向上移位,骨折复位困难,且不稳定。

(4)转子下型:骨折线经大小转子下方。

2.Evans 分型

(1)Ⅰ型:顺转子型,骨折线从小转子延向外上方。

(2)Ⅱ型:反转子型,骨折线呈反斜型。

3.Evans-Jensen 分型

（1）Ⅰa:简单的无移位的 2 部分骨折。

（2）Ⅰb:简单的有移位的 2 部分骨折。

（3）Ⅱa:大转子单独骨折块的 3 部分骨折,大转子骨块由于臀中肌受牵拉上移、后沉,侧位不易达到解剖对位。

（4）Ⅱb:小转子是单独骨折块的 3 部分骨折。小转子骨折块大小不一,所造成的稳定性缺失与骨折后内侧的皮质缺损大小相关。

（5）Ⅲ:包括大转子、小转子骨折的 4 部分骨折。

4.按骨折的旋转方向分类

上述所有骨折分类均没有根据骨折受伤机制的分类,治疗过程中受伤机制的判断往往比了解分型更为重要。我院在长期的治疗过程中将顺转子骨折按骨折的旋转方向分类,对闭合或切开复位有重要的指导作用。

（1）旋后不稳定:受伤机制为骨折远端外旋,骨折前方软组织破坏,后方大致完整。

（2）旋前不稳定:受伤机制为骨折远端内旋,骨折后方软组织破坏,近端后沉、远端内旋,前方软组织甚至骨膜完整。

（3）旋前、旋后均不稳定:多为高处坠落或车祸等高能量损伤,骨折前后软组织破坏严重,近端后沉,远端上移,复位困难。

四、非手术治疗

（一）适应证

转子间骨折有一定的保守治疗适应证。适应证包括那些因轻微损伤而不能行走的患者、脓毒症患者和手术切口周围皮肤破损的患者。处于疾病晚期的患者,疾病条件不允许手术的患者、陈旧的无症状骨折患者,也适用非手术治疗。对可能获得行走能力的患者,通常使用胫骨近端骨牵引,大约体重的 15% 的牵引重量作用于患髋,患肢平衡牵引且有轻度外展。牵引可以维持力线,避免内翻或短缩畸形,并需多次拍摄 X 线片以了解骨折位置。牵引维持 8~12 周,在骨折完全愈合之前允许部分负重。可以用特殊的低压或气垫床来避免皮肤破损和褥疮形成。渐进的理疗计划可以给卧床患者康复提供很大帮助。股骨转子间骨折非手术治疗适用于稳定型骨折,能耐受较长时间卧床牵引者;或骨折虽不稳定,但患者原有疾病多且严重,全身情况差,已不允许手术者;或预期不能行走或没有机会重新行走的患者,非手术治疗更安全、费用更低。中风后遗症患者非稳定性骨折,如果患者身体状况良好,手术治疗可以减轻护理负担,降低褥疮出现概率,进而减轻患者亲属的护理负担。

(二)方法

1.胫骨结节或股骨髁上骨牵引配合手法复位

移位大、肌力强者选股骨髁上牵引,移位程度轻、肌力弱者用胫骨结节牵引,先中立位以患者体重的 1/7 重量牵引,24 小时后改屈髋 20°,外展 20°~30°牵引,3 天后摄 X 线片,重叠纠正复位满意后改为维持量至 4~6 千克,个别仍有向前移位成角者,需加大屈髋角度并用提按手法复位,7~10 周后视骨折愈合情况取牵引。对于骨折愈合差者,可用下肢皮肤牵引带再牵引 3 周左右,以维持患肢在外展体位,去牵引后逐渐扶拐,患肢不负重行走。牵引初期因患肢疼痛,患者体位受限制,骶尾部皮肤受压可能出现褥疮,应采用气垫床避免皮肤破损或褥疮形成,或口服镇痛剂。中后期患者疼痛缓解,体位变换变得容易,可以拆除气垫床。

2.下肢皮牵引或防旋鞋制动

用于骨折无移位或全身情况极差,不能耐受骨牵引和手术的高龄患者。对于后者,其目的是适当制动减轻疼痛,其重点在于防治并发症,提高患者生存质量,不必强求骨折的对位。此为名副其实的姑息疗法,使用该法应慎重。应对患者进行仔细评估,否则姑息治疗会贻误治疗时机,降低患者康复概率,长期卧床的患者,特别是原有疾病较多的患者预计生存时间不会太长。有时承担风险是必要的,前提是向患者亲属讲明整个治疗过程及可能出现的风险并得到患者及亲属的理解。

(三)药物及功能锻炼

同本章股骨颈骨折,但转子间骨折局部瘀肿较前者大,在早期兼顾气血情况下适当增加桃仁、红花、三七等活血行气之药。

五、手术治疗

(一)适应证

内后侧骨皮质粉碎的不稳定型顺转子间骨折、移位大的反转子间骨折及转子下骨折、个别稳定型骨折但不能耐受卧床牵引者也可首选手术治疗。在影响骨折固定强度的 5 个因素里(骨的质量,骨折类型,骨折复位,内固定的选择和内固定的安置),医生能够控制的首先是骨折复位,但它的重要性也不能被夸大。任何一种内固定装置都不能改变一个复位很差的骨折的预后。尽管滑动加压螺钉可以产生骨折断端渐进的加压并减少手术遗留的断端间的缝隙,但它也不能将坏的复位变为好的复位。好的结果只能来自于良好复位后的内固定。

1.稳定型骨折

在没有后内侧柱粉碎骨折的骨折类型(Ⅰ型转子间稳定型骨折)中,解剖复位可以恢复骨骼通过内侧皮质传导压力负荷的能力,因此骨折的解剖复位通常可以实现。顺长轴方向的牵引可以对抗由于未受影响的肌肉收缩和骨折出血导致的下肢血肿所引起的移位。轻度的外展可以纠正残存的内翻,轻度的内旋可以使骨折片复位。因为骨折本身是稳定的,所以任何可以维持愈合期力线稳定的内固定装置都可以使用。事实上,Ⅰ型转子间骨折对多数通用的内固定装置来说都适用。骨折固定后短骨折端的轻度压缩对患者没有任何影响。

2.不稳定型骨折

关于不稳定骨折复位的程度尚有很多争论。在实践中,因为内侧小转子和外侧大转子很少会自动复位,而且做大、小转子的固定得不偿失,因此很少能实现局部的解剖复位。复位后骨折片间隙是否超过 4 mm 才是判断 Evans-Jensen 分型中骨折稳定(Ⅰ型)、不稳定(Ⅱ型)和极不稳定(Ⅲ型)的依据。

(二)方法

闭合复位,微创内固定最有利于骨折愈合。固定材料可分为两大类,一类是滑动加压钉加侧方钢板,其常用的为动力髋螺钉;另一类为髓内钉固定,如股骨近端髓内钉(PFN)、内锁股骨近端髓内钉(ITST)、Gamma 钉等。

股骨转子间骨折内固定手术主要方式为髓内固定和髓外固定,髓内固定器材为股骨近端髓内钉,包括 PFN、股骨近端防旋髓内钉(PFNA)、ITST 等;髓外固定器材包括 DHS、动力螺钉(DCS)、股骨远端锁定钢板、股骨近端锁定钢板等。大部分股骨转子间骨折可以采用髓内固定,少部分特殊类型的骨折采用髓外固定。一般来说 EVANS Ⅰ~Ⅲ型骨折可采用髓内固定,前提是骨折可闭合复位或小切口切开复位。如需完全切开复位,则失去髓内固定的优势(即骨折端血供破坏小),髓外固定则为最佳选择。反转子骨折或转子下骨折也应视骨折复位情况选择髓内、髓外固定。髓外固定也可应用于所有股骨转子间骨折。但因切口较大,创伤较髓固定大而处于次选地位,但部分骨折只能选择髓外固定:①所有髓腔狭窄不能进行髓内固定的骨折;

②内旋不稳定的顺转子骨折(切开复位 DHS 内固定);③闭合复位不成功的反转子、转子下骨折(DCS 固定)。

1.闭合复位,小切口动力髋螺钉固定

适用于顺转子间骨折及大多数不稳定型骨折,操作步骤如下:

(1)麻醉生效后,将患者置于带有下肢骨折牵引复位架的手术床上,双下肢置于牵引架上,以中立位拧动牵引手柄,然后将患肢外展 35°,内旋 20°,透视正侧位。

(2)X 线透视骨折对位良好后,常规消毒铺巾,以大转子下缘为起点向下做一长约 8 cm 外侧切口,切开深筋膜,将股外侧肌拉向前方,暴露大转子下方骨皮质。

(3)在大转子下缘 2 cm 处放置 135°导向器,从导向器孔中钻入导引针,X 线透视该针应位于股骨颈中份偏内,针尖位于股骨头关节面下 1 cm,再在该针上缘 3 cm 处与该针平行钻入一克氏针深至髋臼 1 cm,以达到在拧入动力髋螺钉时防止骨折近端旋转作用。

(4)用专用的空心钻套入导引针,扩孔,再进行攻丝,并拧入髋关节加压螺钉,将套筒钉板套入髋关节螺钉钉尾,将钢板贴紧股骨干,依次拧入四个固定螺钉,使钢板与股骨干紧密相连,拔除防旋克氏针后,冲洗切口,逐层缝合。

2.闭合复位股骨近端髓钉(PFNA 或 PFN、ITST 等)

目前较好的设计应是 ITST 以及 PFN 的改进版 PFNA,因其防旋、使更少骨质丢失而更加适用于高龄患者和股骨颈较细的患者,是目前治疗的首选,适用于各型骨折。

(1)术前摄双侧髋关节至股骨干下段 X 线片,以估计术中所需髓内钉长度、髓内钉直径,和是否需要扩髓。

(2)复位方法同动力髋。

(3)在大转子顶端以上 0~5 cm 做一长约 3~5 cm 长切口,切口大小应视患者胖瘦决定,切口位置的决定视所选器材不同而定。ZM 公司 ITST 系统及 AO 系改进型 PFNA 系统均为微创设计,切口可高于大转子上顶点 3 cm,国产 PFNA 为非微创设计,且切口位置平大转子上顶点。平行切开筋膜,钝性沿肌纤维方向分离臀中肌,暴露大转子顶点。

(4)在大转子顶点或稍外侧插入导引针,进行 X 线透视,确定导引针位于股骨髓腔中央后,沿导引针通过保护套筒插入空心钻,使用带 T 型手柄的通用接口,钻至保护套筒上的限深处,移除保护套筒及导引针。现在使用的微创方法,即先不做切口,以导针经皮刺入,透视见导针位置正确后切口,开放髓腔。

（5）将术前已选好的髓针与插入手柄相连接。如果插入困难,可更换一型号,或进行扩髓后插入。严禁通过敲打插入,以免已复位的骨折移位或造成股骨干爆裂骨折,如不幸出现股骨干骨折,可通过更换加长髓内钉固定。

（6）安装130°瞄准臂,将其和插入手柄牢固连接,把PFNA的套筒按瞄准手臂上的标记插入至外侧骨皮质,经钻头套筒插入导引针,在X线透视下,导引针正位应位于股骨颈的中份偏下,侧位应位于股骨颈正中,针尖距股骨头关节面下至少5 mm。（注意,TAD即正侧位钉尖与顶的位置相加,其值要少于2.5 cm,否则钉易切出。）

（7）测量导引针在骨内长度,将空心钻套在牵引针上,打开外侧骨皮质,再用空心扩髓器扩髓,插入PFNA螺旋刀片后移除保护套筒。

（8）经瞄准器插入远端锁定器套筒,通过瞄准器上的孔用钻头钻穿股骨两侧皮质,测深后用六角改刀拧入交锁钉。

（9）移除保护套筒及瞄准臂,将空心尾帽安放在主钉尾端。

注意:主钉导引针应位于股骨大转子中前部,该位置决定近端锁定钉的前后位置,如进针点偏后,则近端锁定钉易斜向股骨头前方,旋后不稳定的股骨转子间骨折近端锁钉易从股骨头前方切割。另一种情况是如照顾锁钉在股骨头内的位置则近端锁钉将会破坏股骨颈后方骨质。

3.DCS的操作方法

适用于反转子及波及转子下的顺转子骨折,早期手术因切口较大,操作复杂,大多数骨科医生不愿使用该固定系统,随着治疗理念的改变,微创桥接技术的大量采用,插入式小切口DCS固定技术是髋关节专科医生的必备技术,因为该技术可解决几乎所用不适合做DHS、PFNA、PFN、Gammar钉的股骨转子间骨折,为货真价实的"万金油"术式。假如遇见的是骨髓腔极小的反转子骨折,DHS及髓内固定均无法实施,DCS就成为最后的术式。

（1）骨科牵引床是必需的,适当的牵引恢复下肢的长度,骨折远端轻度外旋以尽可能对合骨折端,远端的内收有利于钢板的插入。

（2）切口的位置位于股骨大转子外侧顶点至上顶点位置,体胖者适当延长切口。

（3）DCS螺钉导引针的位置确定*。小切口不能安装导向器,故导引针为徒手打入,需有经验的医生进行操作,进针点为股骨大转子外侧顶点和上顶点连线的中点,注意前后位的确定,针尖位于股骨头内下方,距关节面0.5 cm。

＊　为手术难点。

（4）安放 DCS 螺钉,螺钉的走形类似股骨颈对角线。螺钉长度应较所测数据长0.5~1 cm,以利于钢板的放置。

（5）插入钢板。与大转子外侧顶点下方钝性分离股外侧肌,骨膜起子贴骨剥离开路,插入 DCS 板至钢板螺钉接口相对。

（6）钢板与螺钉的连接*。这部分相对较困难。必须解决钢板套筒与螺钉因插入后产生的夹角不能套入的问题。我们的方法是于钢板远端切开 6 cm 切口,钝性进入,甲状腺拉钩向外拉起钢板远端,使钉板平行,纠正夹角,套入 DCS 螺钉,前面所提到的加长的 DCS 螺钉尾部则有利于钢板套入。

（7）桥接固定。近端两枚松质骨螺钉,一枚位于 DCS 螺钉下方股骨头内,一枚位于小转子平面,远端 4 枚皮质骨螺钉经远端切口拧入。如骨折存在向外成角,通过远端皮质螺钉的逐步加压可以纠正。如需固定小转子骨块,近端可加用一枚皮质钉。

4.股骨远端微创内固定(LISS)系统固定

极少量股骨转子间骨折伴股骨大转子骨折块翻转游离的病例可采用该固定方法,可以复位并固定大转子骨块。注意应采用对侧的 LISS 板做固定,否则近端螺钉指向将与股骨颈前倾角相反。

5.股骨近端锁定板

DHS 与 LISS 板的结合体,利于钢板的插入,但近端固定强度不够,临床上易出现断钉、切割情况,不推荐使用。

6.经皮外固定支架

目前处于探索阶段。

（三）人工假体

对严重粉碎性、明显骨质疏松的转子间骨折,人工假体作为内固定装置的替代物被广泛应用。对类风湿性关节炎(即使类风湿性关节炎并未累及髋部)的患者发生的转子间骨折,通常考虑使用假体而不是采用修复的处理方法。

关节置换手术通常都能实现早期活动和负重,从而降低了并发症。关节置换手术并发症的发生率因适用于该手术的骨折类型的复杂程度高及手术干预的范围小而不可避免地有所增加。在选择假体方面,确保足够的假体干长度对实现长期固定非常重要。假体干顶端必须超出应力集中部位的最远端点至少为髓腔直径 2~3 倍的距离。如果后中部位存在较大缺口,应当使用中长或较长的假体。目前的假体系统采用模块式组件,容易获得解剖学长度和平衡,并能固定粉碎性骨块。大多数医生都认为假体置换术是重建手术失败后或病理性股骨近端骨折的一种补救方法。

(四) 药物治疗及功能锻炼

(1)术前4小时至术后2~3天应用抗生素预防感染。中药选择及功能锻炼同非手术治疗,但术后患者应尽快离床,尽早在床边坐、站,并在患肢不负重情况下扶双拐锻炼行走。

(2)常规抗凝治疗预防下肢深静脉血栓。

六、并发症

(一) 近端固定失败

股骨转子间骨折最常见的力学失败是骨折内翻塌陷,拉力螺钉切出股骨头。这种内固定失败率高达20%,主要见于不稳定性骨折。其他的并发症包括:内置物弯曲或折断。股骨转子间骨折内固定失败的临床表现:骨折部疼痛、髋关节无力、患肢短缩畸形。这些内固定失败的原因,除了患者骨的质量的改变外,主要是由技术失误。

常见的技术失误:

(1)复位差,术中未能获得稳定的复位。

(2)拉力螺钉在股骨头内位置不当,进针不深,以及内置物选择不当。

处理方法:

(1)根据患者骨折前的状态,决定是否矫正这种畸形。

(2)青壮年患者需要做切开术,取出原有内置物,重新复位,滑动加压髋螺钉固定,取髂骨植骨。

(3)老年患者应做假体置换,多采用单极头或双极头置换。

(二) 骨折不愈合

股骨转子间骨折术后4~7个月,在骨折部位仍有持续疼痛时,应考虑股骨转子间骨折不愈合,同时需要拍片证实。

造成股骨转子间骨折不愈合的原因:

(1)内侧皮质缺损,继发出现骨折的内翻塌陷及拉力螺钉切出股骨头。

(2)术中操作失误,使得拉力螺钉在钢板套筒内卡住,无法产生拉力螺钉与套筒的滑动,因此,不能使骨折端嵌插。

处理方法:

(1)取出内植物,开放复位,滑动髋螺钉固定,取髂骨植骨。

(2)人工关节置换。股骨转子间骨折不愈合,由于髋部肌肉附着点的缺乏,需要用定制的人工假体。

(三)股骨颈应力骨折

股骨颈应力骨折通常见于拉力螺钉尖端。患者骨质疏松、拉力螺钉置入过浅以及拉力螺钉位于股骨头的前上方是其主要的原因。手术时应该注意,置入的拉力螺钉尖端位于股骨头骨软骨下 1 cm 内,并避免拉力螺钉位于股骨头的前上 1/4。

(四)伤口感染

股骨转子间骨折的老年患者,由于骨折前一般营养情况较差,术后更容易合并感染。临床表现是高热、髋部疼痛、肌肉痉挛、运动范围减少、血沉增快。对于这部分患者,除了一般术后感染的处理原则外,还应根据患者的一般营养状况,给予支持疗法,纠正贫血状况,补充白蛋白,等等。另外,由于感染性股骨转子间骨折很少累及关节,因此可以试行局部清创,以便保护关节。

(五)皮肤溃疡

皮肤溃疡的发病率占髋部骨折患者的 20%,而且合并皮肤溃疡患者的死亡率高达 27%。最常见的溃疡部位包括足跟、骶骨和臀部。有时臀部的压疮可以影响术后伤口,引起伤口感染。皮肤压疮的早期表现是局部出现红斑、疼痛或变色。皮肤压疮的治疗关键在于皮肤的护理、定时按摩。对于出现骨外露的深部褥疮,没有条件的患者,可以行中药生肌膏换药;对于身体条件许可者,可以行皮瓣转移术,覆盖创面。

七、调护及注意事项

与股骨颈骨折相似,但患肢负重可适当提前至有明显骨痂时,骨折愈合后亦不再摄片复查。

第七章　四肢骨折

第一节　髌骨骨折

髌骨骨折是膝部是最常见的骨折之一。髌骨骨折约占全身骨折的 1%~1.65%,属于膝关节内骨折,其造成的重要影响是伸膝装置的连续性的丧失和髌股关节失配,所以在治疗中应尽量使髌骨后面恢复为完整的关节面,其内、外侧分别与股骨内外髁前面形成关节面,恢复平整可减少髌股关节炎的发生率。

一、解剖

髌骨是人体最大的籽骨,近侧连股四头肌腱,前侧有股四头肌腱与髌韧带的纤维覆盖,远侧连髌韧带。股四头肌腱主要附着于髌骨的上极和两侧,髌韧带主要附着于髌骨下极。髌骨的前侧粗糙,有利于韧带的附着,髌骨后侧是关节面,从外向内分为外、中、内 3 个关节面,对外、中两关节面从上向下以可分为上、中、下三部分,髌骨关节面可细分为 7 个小关节面。

二、骨折机制

(一)中医病因病机

《医字金鉴·正骨心法要旨》曰:"若有所伤,非骨体破碎,即离位而突左右"。直接暴力或间接暴力均可造成髌骨骨折,常伴髌骨两旁腱膜撕裂。中医辨证属"骨断筋伤,血瘀气滞",骨断则失其杠杆作用,筋伤则失其约束作用;血溢脉外,气血不通则痛。此病机在中医属"骨折"范畴。

(二)西医病因病机

髌骨骨折可由直接暴力或间接暴力所致,间接暴力多为股四头肌猛力收缩,所形成的多为牵拉性损伤,上骨片受股四头肌牵拉,发生向上移位;下骨片受髌韧带附着,可呈向前旋转移位。直接暴力引起者常致粉碎型(如星型)骨折,常伴有膝前部皮肤挫伤。

三、临床表现

伤侧膝部肿胀、疼痛、压痛、皮下出现瘀斑,膝关节不能主动伸直。有移位者可在髌骨骨面摸到裂隙。开放性骨折者,常可看到翻转的骨折端。

四、诊断依据

(1)有外伤史。多由跪倒时股四头肌猛烈收缩引起,也可因直接暴力引起。

(2)多见于30~50岁的成年人。

(3)局部肿胀、疼痛、压痛、皮下有瘀斑,膝关节不能伸直,也不能屈膝。有移位者可在髌骨骨面摸到裂隙。

(4)X线检查可明确骨折类型及移位程度。

五、临床分型

(1)稳定型:骨折无移位。

(2)不稳定型:骨折端分离,对位对线均差。

(3)粉碎型:骨折块常在三块以上,非常不稳定。

(4)开放型:骨折端外露,常伴有周围肌肉、肌腱、韧带等的损伤。

六、治疗

(一)非手术治疗

(1)适应证:有明显移位的关节内骨折,但有手术禁忌证;移位不明显的髌骨骨折、纵形骨折或经传统手法复位后,骨位良好的骨折病例。

(2)简易外固定:对骨折较稳定的患者,可采用患肢伸直位,钢托、高分子树脂或石膏托置于患肢后侧固定。也可以用支具外固定。

(3)我院辨证用药之经验分享:按骨折三期论治之早期活血化瘀、消肿止痛原则,予桃红四物汤加减、玄胡伤痛宁片、创伤消肿片、七味三七口服液等,外用新伤药、二黄新伤止痛软膏等,必要时可用丹参冻干、β-七叶皂苷钠、葛根素、甘露醇等静脉给药。在骨折治疗中期,根据接骨续筋原则用药,如归香正骨丸等。到骨折后期,则根据滋补肝肾、强筋壮骨原则用药,如牛杞地黄丸等。

（二）手术治疗

（1）手术适应证：明显移位的关节内骨折且无手术禁忌证。

（2）手术入路：多采用膝前正中纵切口，可以闭合复位者，采用微创切口。

（3）固定方式：采用克氏针钢丝张力带技术，骨折块为两大块者可以用螺钉或螺钉钢丝张力带技术（如图7-1）。

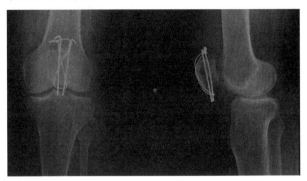

图7-1 髌骨骨折张力带内固定术后X线片

七、并发症

（一）感染

髌骨骨折术后感染较为少见，多见于开放性骨折。感染一旦发生，后果严重，容易导致骨折延缓不愈，甚至发生骨髓炎。应用抗生素、术中严格执行无菌操作、开放性骨折仔细清创等可以有效预防感染。临床怀疑术后感染应及时穿刺进行检验。一旦感染，应大剂量应用有效抗生素，必要时切开清洗、放置引流，同时要注意保持骨折的内固定。术后要密切观察体温变化，观察伤口疼痛情况，观察血象情况。

（二）关节血肿

关节内积血是髌骨骨折术后较为常见的早期并发症之一，主要是手术止血不够彻底、引流不够通畅造成的。血肿常因引起疼痛而影响关节功能的康复。手术缝合伤口前应彻底止血，必要时放置引流，可以有效防止血肿的发生。

（三）内固定松动、断裂

老年患者常有明显的骨质疏松，在进行功能训练时，克氏针可能出现退针现象。在行下极撕脱骨折内固定时，需用减张钢丝，该钢丝在骨折愈合后常会出现断裂，一般不需要特殊处理。在选择聚髌器时，需要严格控制适应证。聚髌器固定失效如图7-2。

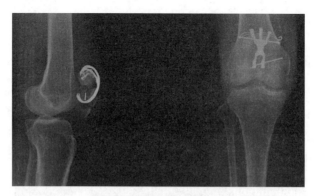

图 7-2   髌骨骨折聚髌器固定术后失效 X 线片

第二节   胫骨平台骨折

胫骨平台骨折是膝部创伤中最常见的骨折之一。膝关节遭受内翻、外翻或沿下肢轴向的暴力等均可导致胫骨平台骨折。胫骨平台骨折是典型的关节内骨折，遗漏诊断和处理不当都可能造成膝关节畸形、力线或膝关节不稳问题，最终导致膝关节功能的障碍。同时，胫骨平台骨折时常伴有关节软骨、膝关节韧带及内外侧半月板的损伤，其诊断和处理将对膝关节功能恢复产生一定的影响。因此，对于胫骨平台骨折的诊断与治疗的研究一直是骨关节创伤外科中的研究重点之一。

一、解剖

胫骨平台内侧平台较大，关节面微凹陷，与外侧平台关节面相比稍低，比外侧平台坚固。外侧平台相对较小，关节面稍凸，较内侧平台关节面偏高。内外侧关节面间是髁间嵴，该区域没有关节面。胫骨关节面有 10°~15° 的后倾。膝关节解剖轴线有 7° 外翻角，胫骨结节在关节面下约 3 cm 处，胫骨近端外侧为 Gerdy 结节，有髂胫束附着。

二、骨折机制

胫骨平台骨折通常是强大的内翻或外翻应力合并轴向载荷的结果，但在老年人胫骨平台骨折资料分析中发现，很大一部分患者主诉只不过是身体歪了一下之后跌倒，没想到会出现骨折。随着年龄的增加，肝肾亏虚，气血津液不足，气血运行不畅，筋骨逐渐失养，胫骨近端致密的骨松质变得稀疏，不能承受想象中的压缩应力，当存在轴向压缩、内外翻载荷时，便会发生塌陷或劈裂塌陷骨折。

三、临床表现

伤后膝关节肿胀,常出现患侧膝关节外翻或内翻畸形。延迟就诊者,可有伤肢后侧皮下瘀斑,疼痛,膝关节内侧或外侧明显压痛,伸屈活动障碍。膝关节肿胀是因为关节内骨折发生关节内积血。另外应注意检查有无韧带损伤。内侧或外侧单侧平台骨折的患者,其侧副韧带损伤往往在对侧,该侧副韧带的压痛点即为其损伤的部位。髌骨一侧发生断裂者,侧方稳定性试验为阳性,清晰的膝正侧位 X 线片可显示骨折情况,特别是无移位骨折。关节稳定性检查常受到疼痛、肌肉紧张的限制。

四、诊断依据

(1)有明确的受伤史。询问受伤史时,注意问受伤时姿势是向外翻、内翻,还是垂直体位。

(2)伤后膝关节肿胀,内翻或外翻畸形,疼痛,膝关节内侧或外侧压痛明显,伸屈活动障碍。

(3)X 线片、CT 或 MRI 显示有骨折表现(图 7-3、图 7-4)。注意部分胫骨平台骨折在 X 线片上的骨折线或平台被压缩征可能被忽视。

(4)查体或影像学资料提示有无合并伤。特别要注意有无脱位或腘动脉、腓总神经等损伤。

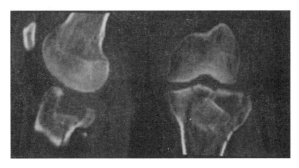

图 7-3　左胫骨平台骨折 CT 扫描影像

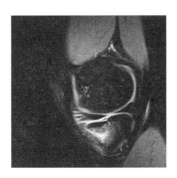

图 7-4　胫骨平台关节面骨折台阶 MRI 影像

五、临床分型

胫骨平台骨折临床常用分型是 Schatzker 分型。Schatzker 根据 X 线片显示将胫骨平台骨折分为6型：

Ⅰ型：外侧平台的单纯楔形骨折或劈裂骨折。

Ⅱ型：外侧平台的劈裂压缩性骨折。

Ⅲ型：外侧平台关节面单纯压缩性骨折。

Ⅳ型：内侧平台骨折。其可以是劈裂性或劈裂压缩性，部分骨折波及髁间嵴或外侧平台内侧缘。

Ⅴ型：外侧平台与内侧平台均发生骨折。

Ⅵ型：胫骨平台关节面、干骺端骨折，并且骨折线延伸到胫骨干，胫骨髁部与骨干分离，即所谓的骨干-干骺端分离骨折，通常患者有相当严重的关节破坏、粉碎、压缩及髁移位。

Ⅳ、Ⅴ和Ⅵ型骨折常合并神经、血管损伤，应特别注意。

还有一种应用较多的分类是 AO/OTA 分型：

A：关节外骨折

  A1：关节外骨折、撕脱性骨折

    A1.1：腓骨头骨折；A1.2：胫骨结节骨折；A1.3：交叉韧带附着点骨折

  A2：关节外骨折、干骺端简单骨折

    A2.1：冠状面斜形骨折；A2.2：矢状面斜形骨折；A2.3：横断骨折

  A3：关节外骨折、干骺端粉碎骨折

    A3.1：完整楔形骨折；A3.2：粉碎骨折；A3.3：复杂骨折

B：部分关节内骨折

  B1：简单劈裂骨折

    B1.1：外侧关节面骨折；B1.2：内侧关节面骨折；B1.3：斜形、累及胫骨嵴及一侧关节面

  B2：简单压缩性骨折

    B2.1：外侧完全压缩骨折；B2.2：外侧部分压缩骨折；B2.3：内侧压缩骨折

  B3：劈裂压缩骨折

    B3.1：外侧骨折；B3.2：内侧骨折；B3.3：斜形、累及胫骨嵴及一侧关

节面

C:完全关节内骨折

C1:关节简单骨折、干骺端简单骨折

C1.1:轻度移位骨折;C1.2:单髁移位;C1.3:双髁移位

C2:关节简单骨折、干骺端粉碎骨折

C2.1:完整楔形骨折;C2.2:粉碎楔形骨折;C2.3:复杂骨折

C3:粉碎骨折

C3.1:外侧粉碎骨折;C3.2:内侧粉碎骨折;C3.3:外侧+内侧粉碎骨折

Schatzker 分型与 AO/OTA 分型的对应分析:

Schatzker Ⅰ型:外侧劈裂(年轻人屈曲和轴向应力,一般不会发生在老年人人群中,属于 AO/OTA 分型的 B1.1 型)。

Schatzker Ⅱ型:外侧劈裂并压缩(多见,外翻和轴向应力,属于 AO/OTA 分型的 B3.1 型)。

Schatzker Ⅲ型:外侧压缩(40 岁以上,属于 AO/OTA 分型的 B2.2 型或者 B2.2 型)。

Schatzker Ⅳ型:内侧压缩(内翻和轴向应力损伤,外力大合并髁间棘骨折,外侧韧带复合损伤,易产生脱位和内翻畸形,属于 AO/OTA 分型的 B1、B2、B3 型)。

Schatzker Ⅴ型:双侧平台骨折(高能量损伤,伸直位轴向应力,属于 AO/OTA 分型的 C1 型骨折)。

Schatzker Ⅵ型:平台劈裂延及胫骨干(骨干干骺端分离、高能量损伤、关节面塌陷粉碎,软组织损伤重,属于 AO/OTA 分类的 C2、C3 型骨折)。

六、治疗

(一)非手术治疗

(1)适应证:胫骨平台骨折无移位或者关节面骨折塌陷<2 mm,劈裂移位<5 mm 粉碎骨折或不易手术切开复位骨折。

(2)简易外固定:对骨折较稳定的,可采用患肢伸直位,钢托、高分子树脂或石膏托置于患肢后侧固定。也可以用支具外固定。

(3)牵引方法:跟骨牵引,重量 3~3.5 kg。膝关节肿胀明显且张力较高的,可以行关节穿刺,抽吸关节血肿,牵引期 4~6 周。依靠牵引力使膝关节韧带及关节紧张,维持或间接牵拉整复部分骨折移位,纠膝内翻或外翻成角,在牵引期间积极锻炼膝关节。

(4)我院辨证用药之经验分享:按骨折三期论治之早期活血化瘀、消肿止痛原则,予桃红四物汤加减、玄胡伤痛宁片、创伤消肿片、七味三七口服液等,外用新伤药、二黄新伤止痛膏等,必要时可用丹参冻干、β-七叶皂酯钠、葛根素、甘露醇等静脉给药。在骨折治疗中期,按接骨续筋原则用药,如归香正骨丸等。到骨折后期,则按滋补肝肾、强筋壮骨原则用药,如牛杞地黄丸等。

(二)手术治疗

(1)适应证:平台骨折的关节面塌陷超过 2 mm,侧向移位超过 5 mm;合并有膝关节韧带损伤及有膝内翻或膝外翻超过 5°。

(2)手术入路:外侧或内侧平台骨折用相应的前外侧或前内侧纵向入路(图 7-5),内外两侧平台骨折用内外侧双入路;尽量减少皮下组织分离,以免影响血运;尽量保护半月板,对塌陷骨折、劈裂骨折、双髁骨折者,在半月板下方分离。

(3)外侧平台骨折显露:外侧切口,切开皮肤、皮下、筋膜、髂胫束,打开半月板下方关节囊,向上牵开之,探查胫骨外侧平台关节面骨折。

(4)内侧平台骨折显露:在膝内后侧自膝关节线上 1 cm 侧副韧带后起向下前达胫骨粗隆内缘做弧形切口,切开皮肤、皮下,分开"鹅足"腱。骨膜下显露胫骨内侧平台骨折线,关节的显露方法及骨折块复位同外侧平台骨折显露。

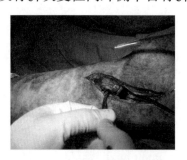

图 7-5　外侧平台骨折入路

(5)胫骨内外侧平台骨折显露:采用胫骨平台骨折的外侧和内侧联合切口。

(6)胫骨平台骨折内固定:

①外侧劈裂骨折(Schatzker Ⅰ型):先整复骨折远端,再由下向前上推挤整复骨折近端或用复位钳复位,用克氏针暂时固定,用拉力松质骨螺钉沿平台关节面软骨下至内侧皮质固定,骨折远端可用拉力皮质骨螺钉穿内侧皮质骨固定。也可以用外

侧钢板固定。

②外侧劈裂塌陷骨折(Schatzker Ⅱ型)：在胫骨近端干骺部用骨凿开一骨窗，用顶棒顶复下陷骨折块，老年患者骨质疏松，顶复骨折块后会遗留较大骨空腔，在塌陷区空腔需植入更多的骨量，复位钳夹复劈裂外侧髁骨块，克氏针临时固定，外侧可用一胫骨平台外侧 L 板固定(见图 7-6)。

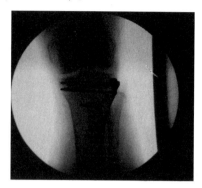

图 7-6　胫骨平台骨折复位内固定术后

③外侧关节面塌陷型骨折(Schatzker Ⅲ型)：在胫骨近端干骺部用骨凿开一骨窗，用顶棒顶复下陷骨折块，在塌陷区空腔植骨，克氏针临时固定，对老年骨质疏松者须用 L 形支撑钢板固定。

④内侧平台骨折(Schatzker Ⅳ型)：用复位钳复位内侧骨折，克氏针临时固定，沿胫骨内侧插入一 T 形板或解剖板固定。

⑤内、外侧平台骨折(Schatzker Ⅴ型)：先用复位钳复位内侧骨折，克氏针临时固定，沿胫骨内侧插入一 1/3 管形板。再在胫骨外侧近端干骺部用骨凿开一骨窗，用顶棒顶复下陷骨折块，在塌陷区空腔植骨，复位钳夹复劈裂外侧髁骨块，克氏针临时固定，外侧可用一胫骨平台外侧 L 板固定。

⑥内、外侧平台骨折，骨折线延伸到骨干(Schatzker Ⅵ型)：先用复位钳复位内侧骨折，克氏针临时固定，沿胫骨内侧插入一足够长的重建板固定。再在胫骨外侧近端干骺部用骨凿开一骨窗，用顶棒顶复下陷骨折块，在塌陷区空腔植骨，复位钳钳夹复位劈裂外侧髁骨块，克氏针临时固定，外侧可用一胫骨平台外侧长 L 板固定。

⑦用外固定架治疗复杂胫骨平台骨折：使用外固定架治疗复杂的胫骨平台骨折能较好维持关节复位及轴向对线，并允许早期治疗，但其条件有限，必须施以手术。老年人骨质疏松明显，胫骨平台骨折不建议采用。

⑧关节镜辅助复位经皮固定：关节镜辅助复位及经皮内固定技术已经在临床使用，关节镜下手术的软组织损伤小，能较好显露关节面并能诊断及治疗并发的半月

板损伤。先将患肢置于固定架上,大腿近端捆扎气囊止血带,关节镜入口选膝关节前外侧,灌洗膝关节,去除关节内积血、游离骨及软骨碎片,如果外侧半月板嵌入骨折断端间可用钩子将其拉出,半月板撕裂尽量缝合,评估骨折块塌陷及劈裂情况。对劈裂骨折采用大复位钳挤压复位,关节镜查看骨位,复位满意后经皮拧入 6.5 mm松质骨螺丝钉固定。对塌陷骨折,在其下方开一骨窗,用顶棒顶复压缩骨折块,将其抬高,关节镜观察复位满意后,克氏针临时固定,植入自体骨或人工骨,最后经皮拧入 6.5 mm 松质骨螺丝钉。利用关节镜会明显增加手术时间,故有明显塌陷骨折的老年患者不建议首选关节镜。

对于手术患者,我院术后即按中医骨折三期论治原则辨证用药,具体参照"非手术治疗"用药。

七、并发症

(1)骨位丢失:因胫骨平台主要由松质骨构成,周围有软组织附着,具有良好的血液供给及成骨能力,骨折容易愈合,但由于老年人骨质疏松,过早负重易致胫骨内侧平台或外侧平台的骨位丢失。

(2)畸形愈合:术中复位不充分、术后骨位丢失、内固定不牢靠、粉碎骨折有缺损、未充分植骨,最终使骨位不良,骨折愈合后出现畸形愈合。当膝内翻>5°、外翻>15°、患者行走时疼痛,应及时行矫正手术,如胫骨结节下 3 cm 行倒 V 形截骨术等。

(3)创伤后关节炎:平台骨折后创伤性关节炎的发生率仍不十分清楚。但已有资料显示,下肢力线不良、关节面不平滑和关节不稳定可导致创伤后关节炎。老年患者若关节炎局限于膝关节内侧室或外侧室可行截骨矫形来矫正;若是两个室的严重关节炎,则可行人工全膝关节置换术(TKA)。

(4)膝关节僵硬:平台骨折后膝关节活动受限比较常见。这种并发症是由伸膝装置受损、原始创伤致股骨远端关节面和胫骨平台关节面撞击受损,以及为手术复位固定而做的软组织剥离所致。术后的制动使上述因素进一步恶化,一般制动时间超过 6 周,常可造成某种程度的关节永久粘连。

(5)深静脉血栓形成(DVT):胫骨平台骨折可能出现伤肢深静脉血栓,应予以关注。

(6)骨筋膜间室综合征:该综合征在胫骨平台骨折中,是好发危险并发症之一。应积极预防,及早处理。

第三节 踝关节骨折

踝关节骨折是临床上常见的损伤,其发病率居全身各个关节内骨折的首位,随着社会人口的老龄化,发病率在不断提高。而踝关节又是我们人体与地面接触的枢纽,如行走、跑跳等,可以说日常生活中的每一个动作都有踝关节的参与,其重要性不言而喻,所以我们必须在治疗上予以重视。

一、检查要点

典型的踝关节骨折不难诊断。明确的受伤史,局部的肿胀、皮下瘀斑、压痛、外形异常、关节活动障碍等,再加上影像学检查即可诊断。但踝关节结构较复杂,受伤机制多样,为确保后续治疗方案的制订不出现偏差,临床检查中需要注意以下几点:

(1)问诊要耐心,尽量让患者准确回忆受伤时的情况,如遭受暴力的大小、方向,受伤时足的位置,受伤后足踝出现的畸形情况,受伤后的处理。但比较遗憾的是,往往患者都不能准确地提供这些资料,尤其是老年人。这就要求医生必须耐心地反复询问,以获取有用的资料,这对我们后面印证损伤分型是否和损伤机制一致尤为重要。

(2)视诊要详细,一是观察肿胀的部位,除了踝关节周围外,小腿是否肿胀,如有,说明胫腓骨骨间膜损伤,导致下胫腓联合复合体损伤严重,容易造成踝关节不稳;足是否肿胀,尤其是老年人,踝关节内翻位损伤时,有可能同时出现第5跖骨基底部的骨折。二是看水疱的情况,老年人踝关节骨折,容易在踝关节周围出现水疱,水疱如是清亮的,说明水疱下软组织损伤较轻;如是血性的,说明软组织损伤较重。这对我们掌握手术时机很重要。水疱是外科手术的相对禁忌证,存在严重的水疱及肿胀应推迟手术,但非手术部位存在未破水疱是否需要推迟手术有争议,作者针对非手术部位的水疱没有推迟手术,并未发现术后切口感染。但如果是血性水疱应推迟手术。针对水疱处理,我们采取空针抽出水疱内液体,用 TDP 灯(3 次/天,每次30min)或激光照射(10min,100 毫瓦),一般 7~10 天即可结痂。三是观察踝关节有无畸形,如骨折脱位畸形明显,大部分为外旋损伤机制。

(3)影像学检查要规范,踝关节常规 X 线检查包括正、侧及踝穴位。如小腿近端疼痛要加照小腿全长正、侧位片。在急性期不强行做应力位照片,如必要可在麻醉下进行。在读片时需要注意的情况:A.正位:胫腓骨重叠要大于 10 mm,胫腓骨间隙要小于 6 mm。B.踝穴位:内侧间隙应与其余关节间隙相对称,小于 4 mm。C.踝穴位:Shenton 线和距腓弧线应该是完整的。D.胫距角应该在 83°±2°,和对侧踝关节相差 2°以内。

以上数据对评估踝关节骨折移位程度,制定治疗方案,以及对术中、后骨折复位情况的评价是十分重要的。CT 是否是常规检查,现在说法不一。因为各种原因,临床上不容易获得标准的踝关节的 X 线投照影像,这会影响到对后踝骨折块大小、关节面是否有压缩以及骨折移位的程度等的判断,从而影响治疗方案的准确制订,而且 CT 对术后判断下胫腓联合复位是否良好是十分准确和重要的,所以在我们的病例中术前、术后都进行了 CT 检查。CT 扫描要包括水平位、矢状位和冠状位,CT 两断面层厚通常应为 1~2 mm(图 7-7)。

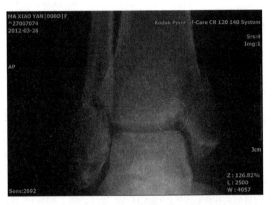

图 7-7　踝关节骨折冠状面 CT 表现

注:圆圈内见关节面压缩

对于需要手术的老年患者,我们常规进行骨密度的检查、下肢血管彩超检查。

(4)不同类型的踝关节骨折有不同的手术处理方式。

二、损伤机制及分型

在临床工作中,要患者准确回忆受伤时外力的方向、大小以及踝关节所处的位置有时是十分困难的,尤其是老年人,这就要求医生必须十分熟悉踝关节骨折的各种损伤机制及其 X 线片表现特征。

踝关节骨折目前临床上常用的有两种分类系统:Lauge-Hansen 和 Danis-Weber。

Lauge-Hansen 分类较复杂,也较难掌握,但能归纳 95%~98% 的踝关节骨折,损伤机制是通过尸体研究,并由影像学证实的。Lauge-Hansen 分型主要是基于踝关节的间接损伤机制,从而指导骨折的闭合复位,分为旋后-内收型、旋后-外旋型、旋前-外展型和旋前-外旋型四种。旋后或旋前,表明损伤时足所处的位置;内收、外旋、外展,表明距骨在踝穴中所受暴力的方向。然而,大部分踝关节骨折时足固定于地面,距骨是不动的,真实的运动是腿的内或外旋而造成的距骨在踝穴中的相对运动。Lauge-Hansen 分型独特之处是分度,分度提示骨折发生时骨、韧带结构损伤的真实顺序。若是Ⅳ度骨折,那么Ⅰ~Ⅲ度骨折必然已发生,这样就可以推测损伤,特别是韧带损伤的情况。具体分型如下。

旋后-内收型:

Ⅰ度:腓骨在踝关节平面以下横行撕脱骨折或外侧副韧带撕裂。

Ⅱ度:内踝垂直骨折或发生胫骨关节面压缩骨折。

旋后-外旋型:

Ⅰ度:下胫腓前韧带断裂或胫骨前结节撕脱骨折。

Ⅱ度:腓骨远端(外踝)在下胫腓联合水平冠状面由前下向后上的斜形骨折。

Ⅲ度:后踝骨折或下胫腓后韧带断裂,以后者少见。若仅为撕脱骨折则骨块较小,而当复合距骨向后上方应力时,则骨块较大,可以波及胫骨远端关节面的 1/3 或 1/4。

Ⅳ度:内踝骨折或三角韧带断裂。

旋前-外展型:

Ⅰ度:内踝横行撕脱骨折或三角韧带撕裂。

Ⅱ度:下胫腓联合韧带部分或全部损伤断裂。其损伤形式也可表现为韧带附着点撕脱骨折,下胫腓前韧带可表现为其胫骨或腓骨附着点撕脱骨折,下胫腓后韧带则可表现为其后踝撕脱骨折。

Ⅲ度:踝关节下胫腓联合部平面略上方的腓骨远端(外踝)短斜形或伴有小蝶形骨片的粉碎骨折,蝶形骨片常位于外侧。

旋前-外旋型:

Ⅰ度:内踝横行撕脱骨折或三角韧带撕裂。

Ⅱ度:下胫腓前韧带断裂、骨间韧带断裂。若下胫腓前韧带保持完整,也可表现为胫骨远端前结节撕脱骨折。

Ⅲ度：下胫腓联合部平面以上腓骨短螺旋形或斜形骨折。

Ⅳ度：下胫腓后韧带断裂或表现为后踝撕脱骨折，下胫腓联合明显分离。

Danis-Weber 分型基于腓骨骨折线和下胫腓联合的位置关系，分为 A、B、C 三型，简单易学，其能更简单明了地指导手术治疗，但不能说明损伤的机制，不能区分旋后-外旋和旋前-外展型骨折，只能说明是否有下胫腓联合的不稳定。

其具体分型如下：

A 型：下胫腓联合平面以下腓骨骨折。

    A1：单纯腓骨骨折。

    A2：合并内踝骨折。

    A3：合并后内踝骨折。

B 型：下胫腓联合平面腓骨骨折。

    B1：单纯腓骨骨折。

    B2：合并内侧损伤。

    B3：合并内侧损伤及胫骨后外侧骨折。

C 型：下胫腓联合平面以上腓骨骨折。

    C1：单纯腓骨干骨折。

    C2：复合性腓骨骨折。

    C3：近端腓骨骨折。

临床上，我们认为这两种分型各有优缺点，为更准确地评估损伤和更好地指导临床治疗，这两种分型都应熟练掌握，而且它们之间部分还可以相互对应。

三、治疗

踝关节骨折的处理，看似简单，实则复杂。如果临床查体不仔细和对踝关节的功能解剖和生物力学不了解以及不熟悉踝关节骨折分型，是很容易出现漏诊和误治的，从而影响预后。前述的内容对于治疗踝关节骨折脱位的医生来说，是必须要掌握的。

踝关节骨折后，不论是否需要手术，都应及时处理。

（一）非手术治疗

对于无移位骨折，用小夹板、铁丝托板，超踝固定踝关节于中立位，4 周后去除托板进行踝关节功能锻炼,6~8周后保护下负重练习。早期,一般每隔1~2周复查X线片一次,如果骨折有移位需及时纠正。

对于轻度移位的稳定骨折,如Ⅰ、Ⅱ度骨折,则可以采取手法复位,夹板固定,其方法为:在坐骨神经阻滞或腰硬膜外麻醉下,患者仰卧屈膝,一助手用肘关节套住腘窝部,另一助手握足部,根据受伤机理和分型情况,先顺势进行拔伸牵引,术者用扣挤、推拉手法进行复位,远端助手应逆受伤姿势将足旋转或翻转,配合术者进行复位。复位后在踝关节上、下方放置纸压垫,内翻骨折用外翻夹板,外翻骨折用内翻夹板,无内外翻骨折用中立位夹板进行超踝固定,为保持复位后稳定,可在小夹板后侧再加用托板,固定足踝部。复位固定后可进行肌肉收缩活动,如屈伸足趾,直腿抬高等活动。此后处理同无移位骨折。

(二)手术治疗

对于严重移位的不稳定骨折,如Ⅲ、Ⅳ度骨折,则需要行手术切开复位内固定术。如患者身体状况良好,在伤后6小时内可行急诊手术。超过6小时后,伤肢往往会出现严重的软组织水肿,甚至水疱,此时就应推迟手术至伤后1~2周肿胀消退后。如果不能立即进行手术,应先对骨折脱位进行手法复位,临时钢丝托板固定或跟骨骨牵引,同时抬高患肢、冰敷、外敷本院新伤软膏等处理,这样有利于消肿和防止局部皮肤受压坏死。

四、手术方式

(一)切口

根据骨折类型选择不同切口,有的骨折需2个切口联合使用。

(1)外侧切口:位于腓骨稍后缘作纵切口,在术中需注意不要损伤走行于切口前方的腓浅神经。

(2)内侧切口:在内踝前方或后方作纵切口,术中需避开隐神经和大隐静脉。

(3)后方切口:在跟腱和胫骨肌肌腱之间作切口,在暴露骨折处时应避开腓肠神经。

(二)采用切开复位内固定术

骨折内固定选择目前多按照AO/ASIF组织推荐技术标准进行。以下分述各部分骨折、损伤的手术要点。

1. 内踝骨折

在骨折位置好，无移位情况时，主张行小切口微创手术，一般选用1~2枚空心螺丝钉固定内踝骨折。明显移位的内踝骨折切开复位时，需要解除骨折端的软组织嵌夹，复位后可选择1枚4.0 mm带垫圈半螺纹松质骨螺丝钉（或加防旋克氏针，或加一枚3.5 mm皮质钉）固定，必要时也可以采用张力带内固定。若为A型内踝骨折，胫骨远端关节面有压缩塌陷，需切开或经皮胫骨远端皮质骨开窗，置入顶棒顶起塌陷，恢复关节面平整后，必要时需要植骨。

2. 后踝骨折

一般认为后踝骨折块超过关节面的25%且移位大于1mm时，应行切开复位内固定。但近年也有生物力学结果表明当后踝骨折块大于或等于胫骨远端关节面的10%时，就需要固定，否则将改变关节内原有的接触应力，增加创伤性关节炎的发生率。一般情况下，术中复位固定外踝骨折后，后踝骨折因下胫腓联合后韧带的牵拉，常常自动复位，并由前向后用克氏针临时固定，确认复位后，再选用空心钉或4.0 mm半螺纹松质骨螺丝钉于踝前胫骨远端，经皮小切口完成固定。如后踝骨折块较小，半螺纹钉由前向后固定不牢靠时，可以选用空心钉经前后导针从后方经皮置入，注意从后置入的螺钉不宜过长，以免钉尾刺激胫骨前方的肌腱活动时产生疼痛。当后踝骨折难以复位时，就需在直视下复位，可根据术前的CT显示，如后踝骨折块偏外侧就选择后外侧切口，从腓骨肌腱和跟腱之间进入使其显露，如骨折块偏内侧就选择后内侧切口，从胫骨远端内后缘进入使其显露。

3. 外踝骨折

低于下胫腓联合水平面的外踝骨折多选用张力带内固定。

位于下胫腓联合水平面或高于此水平面的外踝骨折，切开复位后于骨折端前后选择拉力螺丝钉加支撑钢板塑形后内固定骨折。若为横行骨折，复位后直接选用这类钢板塑形后内固定。若骨折端粉碎难以解剖复位，则闭合整复骨折，可在矫正外踝的短缩、旋转移位后临时用克氏针固定外踝与距骨，保持外踝与距骨关节面的良好吻合，再于外踝远端经皮小切口向上插入塑形后的钢板完成内固定。

在进行腓骨骨折固定时，应注意观察腓骨是否在胫骨远端的腓骨切迹内匹配良好，如腓骨骨折无法复位，应考虑是内侧三角韧带或软骨片嵌入内侧间隙影响复位，需内侧切口辅助复位。单纯的腓骨中上段骨折过去往往行保守治疗，现在认为腓骨中上段骨折如合并下胫腓联合及内侧三角韧带损伤,影响踝关节稳定性时也应行复位固定。对于特殊类型 Maisonneuve 型骨折、腓骨头骨折因靠近腓总神经,术中容易造成损伤,一般不予固定,而是闭合复位矫正腓骨的短缩和旋转,克氏针临时固定下胫腓联合,由下胫腓联合水平面上 1.5～30 cm 处经腓骨向胫骨置入螺丝钉完成固定。

4.下胫腓联合损伤

在获得腓骨骨折解剖复位和稳定后踝关节仍然不稳定的,需要手术复位恢复正常的胫骨-腓骨的吻合切迹,并行内固定以获得尽可能稳定的愈合。在完成踝关节骨折的复位和内固定后,根据骨折分型和术中仔细检查评估下胫腓联合韧带复合体的稳定性。术中判断下胫腓联合的稳定性常用下胫腓联合分离试验(Cotton 试验)和外旋应力试验。Cotton 试验指在固定了内、外踝骨折后,固定胫骨远端,用骨钩向外牵拉腓骨并观察,如果活动超过 3 mm 则提示有明显的下胫腓不稳定,就需要固定。也可以于内外踝骨折固定后行踝关节外旋应力试验,若踝穴位 X 线检查显示胫腓间隙较前增宽>3mm,则认为不稳定,需要固定。此复合体的损伤需要良好的修复和固定,对于复合体韧带止点的撕脱骨折可给予缝合或螺丝钉内固定。对于复合体韧带断裂的情况,应该给予经由腓骨向胫骨的螺丝钉固定。当前对于螺丝钉选择半螺纹松质钉还是皮质钉、螺丝钉固定需不需要穿过胫骨对侧骨皮质各说不一,尚无定论,我院主张采用 1～2 枚皮质钉,并穿过胫骨对侧骨皮质内固定。该螺丝钉一般主张根据损伤情况选择在术后 8～12 周微创取除,在下胫腓联合韧带复合体得到良好稳定修复的同时,避免患肢负重后螺丝钉断裂,且似乎可以降低胫腓骨间骨痂桥的形成概率。现在下胫腓联合固定物还有胫腓钩、Endobutton 钢板及可吸收螺钉可以选择。

5.其他结构损伤

外侧副韧带损伤一般主张非手术治疗。内侧三角韧带损伤,如果外踝获得解剖复位和稳定后,行外旋应力试验,术中 X 线片检查内侧间隙仍增宽或腓骨骨折复位困难时则应探查三角韧带并修复。修复损伤肌腱和神经时,胫后肌腱的撕裂或断裂可能导致后期有症状性的扁平足,需要给予手术治疗;胫后神经损伤功能障碍后期并发症常导致患足功能病废,需要引起重视,文献报道手术修复或非手术治疗何者更能取得满意疗效尚无定论,具体的治疗方法应根据其损伤类型及损伤程度而定。

五、旋后-内收／A 型骨折

损伤发生时足处于旋后位,距骨在踝穴内受到内翻应力,外踝部位受到牵拉,内踝部位受到挤压。随着暴力的程度加大,初始发生腓骨在踝关节平面以下横行撕脱骨折或外侧副韧带撕裂,进一步发生内踝垂直骨折或发生胫骨关节面压缩骨折。旋后内收型占踝关节骨折中的 10%~20%,其中 80%是 Ⅰ 度损伤,20%是 Ⅱ 度损伤,如图 7-8。

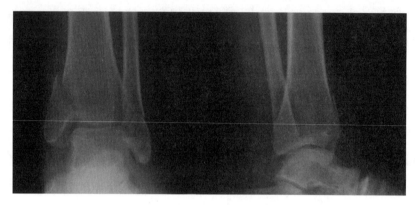

图 7-8　旋后内收型 Ⅱ 度损伤

治疗特点:

(1)通常下胫腓联合复合体未受损伤。有时骨折会发生在下胫腓联合平面,则会合并下胫腓联合前后韧带的损伤,但骨间韧带和骨间膜一般未损伤,所以不会出现下胫腓联合分离,故踝关节稳定性尚好。

(2)Ⅰ、Ⅱ度损伤如是无移位骨折或骨折移位轻(移位小于 2 mm)均可采取非手术治疗,治疗措施见前。

(3)Ⅰ、Ⅱ度损伤如是骨折明显移位,则需手术治疗。

外踝采用张力带、钢板、螺钉固定。因为该型外踝骨折线相对较低,推荐外踝采用张力带固定。先对腓骨进行复位后,从外踝尖向近端打入两枚直径 1.5 mm 的克氏针,最好是平行打入。再在骨折近端 2~3 mm 处置入一枚 3.5 mm 的皮质钉,选用 0.8~1.0 mm 的钢丝绕螺钉和克氏针做"8 字"环绕,收紧,打结,克氏针尾部折弯成钩状。也可在骨折近端打孔,钢丝穿孔环绕克氏针固定。如遇到骨折线较高者,也可选用钢板固定,针对老年人骨质疏松,可选用腓骨远端解剖钢板。

内踝采用螺钉、钢板固定。螺钉一般可选用两枚 3.5 mm 的皮质钉或 4.0 mm 的空心钉,如内踝骨折线垂直于踝关节水平面且较大,可以垂直骨折线平行置入。如果骨折线较倾斜,就需要注意螺钉固定的顺序。骨折复位后,可临时用 2.0 mm 克氏针固定,第一枚螺钉垂直骨折线置入加压,第二枚螺钉垂直胫骨长轴置入以防止骨折向近端移位。因老年人骨质疏松,故螺钉置入时都需加用垫片。钢板使用也是同样的道理,钢板选用 1/3 管状钢板,使用时需塑形。有时,踝穴内侧穹窿处受到撞击,会造成塌陷,术中需要植骨支撑,一般就在胫骨远端局部取骨。如术中出现这种情况,选用钢板固定起支撑作用,而不是螺钉固定。

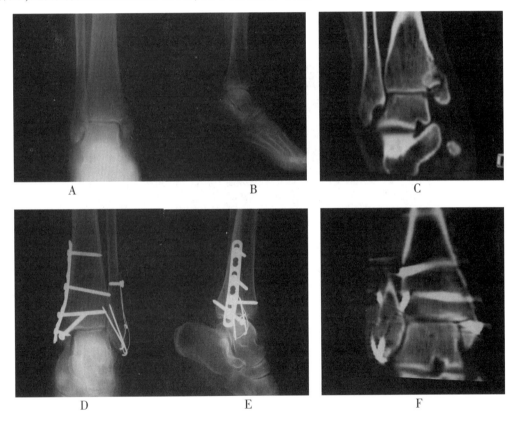

图 7-9 胫骨平台骨折术前术后片

(A、B)X 线片显示旋后内收型Ⅱ度损伤。(C)CT 显示胫骨远端内侧关节面压缩。(D、E)切开复位内固定术后,腓骨张力带固定,内踝 1/3 管状钢板(塑形后)固定 X 线表现。(F)术后 CT 显示胫骨远端内侧关节面平整。

六、旋后-外旋／B 型骨折

损伤发生时足处于旋后位,距骨在踝穴内受到外旋应力或足部固定而小腿内旋,距骨受到相对外旋的应力,距骨在踝穴内以内侧为轴向外后方旋转,使外踝向后移位。初始只发生下胫腓前韧带断裂或胫骨前结节撕脱骨折,后者又被称为 Tillaux 骨折,进一步发生腓骨远端(外踝)在下胫腓联合水平冠状面由前下向后上的斜形骨折,进一步发生下后踝骨折或胫腓后韧带断裂,以后者少见。若仅为撕脱骨折则骨块较小,而当距骨受到向后上方的复合应力时,则骨块较大,可以波及胫骨远端关节面的 1/4 或 1/3,进一步发生内踝骨折或三角韧带断裂。由于外踝骨折发生在下胫腓联合水平,这类损伤的下胫腓联合分离程度较轻,一般原始 X 线片并不显示,若加拍外旋、外展应力位 X 线片可以发现。旋后-外旋型在踝关节骨折中最为常见,占 40%~70%。

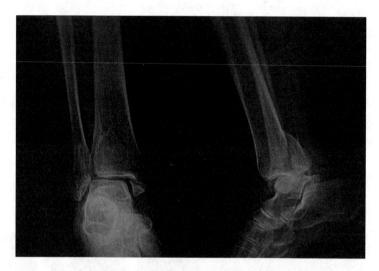

图 7-10 X 线片显示高龄患者的旋后-外旋型Ⅳ度骨折

治疗特点:

(1)单纯Ⅰ度损伤很少见,约占旋后-外旋型骨折的 5%,难与外踝扭伤鉴别。检查时下胫腓联合前韧带处有压痛,做踝关节外旋应力试验时可诱发疼痛。骨折无移位或为单纯下胫腓联合前韧带损伤时,可以保守治疗,维持超踝中立位小夹板和中立位钢丝托板外固定 4~6 周。骨折移位大且骨折块大时,可予 2.7 mm 或 3.5 mm 的螺钉固定。

(2)Ⅱ度损伤,外踝骨折呈螺旋形,骨折线起于下胫腓联合水平,从前下到后上方延伸,这是旋后-外旋型骨折的典型特点,这与旋前-外旋型和旋前-外展型的外踝骨折是不一样的。现在对这类骨折的争议是最多的,保守治疗和手术治疗都有不同的论据支持。AO 组织建议切开复位内固定,任何腓骨移位都要纠正。Ramsey 和 Hamilton 发现距骨向外移位 1 mm,胫距关节接触面减少 42%。另有研究认为单纯的外踝骨折是不会引起踝关节的力学改变的,腓骨移位不会在轴向负荷存在时引起距骨的移位。根据临床经验,对于老年人,单纯的Ⅱ度损伤是可以采取保守治疗的,从患者的中短期随访看,疗效与手术治疗的差不多。对于无移位的骨折,维持超踝中立位小夹板和中立位钢丝托板外固定 6~8 周,10~14 天需复查 X 线检查,判断骨折是否移位。对于有移位的骨折,采取手法复位,具体方法是(右踝为例)一名助手固定小腿中段,一名握住跟骨,两名助手顺势牵引后,术者一手用拇指推骨折远端向前,一手向后推压骨折近端,同时远端助手背伸内旋踝关节。复位满意后予超踝内翻位小夹板和内翻位钢丝托板固定 4 周,后换超踝中立位小夹板和中立位钢丝托板固定 4 周。但在治疗中一定要鉴别是Ⅱ度损伤还是Ⅳ度损伤,这点很重要,因为Ⅳ度损伤是必须进行手术干预的。所以医生在查体时一定要仔细,尤其是外踝有骨折、内踝没有骨折时,一定要检查内侧三角韧带是否有损伤,必要时需在麻醉下行踝关节外旋应力试验,或 X 线透视下观察内侧间隙是否增大,如增大说明内侧结构有损伤,是Ⅳ度损伤,需手术治疗。

(3)Ⅲ度和Ⅳ度损伤,Ⅲ度损伤为下胫腓联合后韧带损伤或后踝骨折,临床上很少见。因为根据损伤机制,损伤通常会进展到Ⅳ度,而不是停留在Ⅲ度。Ⅳ度损伤为内踝骨折和三角韧带损伤,内踝骨折线较水平,往往为撕脱骨折,这与旋后-内收型的内踝骨折是不一样的。一个Ⅳ度损伤的踝关节是不稳定的,需要手术切开复位内固定。对于外踝骨折,因为老年人往往骨质疏松,所以常用腓骨锁定钢板在腓骨外侧固定,如要选用普通的 1/3 管状钢板,可将钢板放在腓骨后侧起防滑固定作用。内踝骨折可选用 4.0mm 半螺纹松质钉和张力带固定,根据 AO 组织的推荐技术,固定骨块的螺钉直径必须要小于骨块最大直径 1/3,这样才不会打爆骨块。所以我们对较小的骨折块选用张力带固定,较大的选用螺钉固定,在用螺钉固定时常加用一枚 2.0 mm 的克氏针做防旋固定,如图 7-11。内侧三角韧带损伤的处理现在也存在争议。现在越来越多的医生倾向于常规切开内侧探查,因为三角韧带断端可能嵌于内踝与距骨之间而影响骨折的准确复位,或者可能造成此韧带愈合后松弛,还有骨软骨的碎片也可能嵌在内侧间隙影响复位。因为三角韧带的深层是内侧第一稳定因素,限制距骨向外移位,所以可在术前透视下做外旋应力试验,如内侧间隙明显加大,说明三角韧带深层损伤,就需切开内侧,修补三角韧带;如不增大,说明只是三角韧带浅层损伤,可不用切开修复。如果内侧切开,三角韧带先缝合但不打结,待外踝固定后于内翻位打结。一般我们会选用 3. 5 mm 的锚钉固定。在旋后外旋Ⅳ度损伤中,当腓骨解剖复位固定,内侧结构稳定性恢复后,往往是不需要固定下胫腓联合的。我们术中常规用 Cotton 试验判断下胫腓联合的稳定性,如腓骨活动活动超过 3 ~4 mm,仍然需要应用下胫腓联合位置螺钉。后踝骨折块往往较小,外踝复位后,后踝骨折会自动复位,如后踝骨折块超过关节面的 25% 且移位大于 1 mm 时,可从胫骨远端从前向后经皮螺钉固定,如图 7-12。

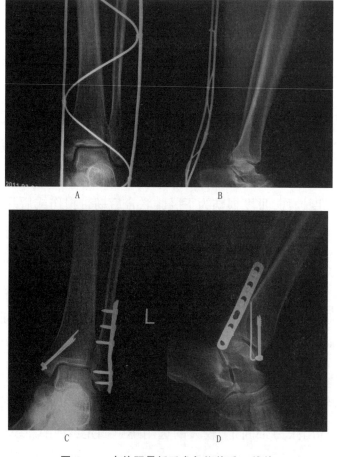

图 7-11 内外踝骨折手术复位前后 X 线片

(A、B)旋后-外旋型Ⅳ度骨折。(C、D)内固定术后,外踝予锁定钢板固定,内踝予螺钉和克氏针联合固定,后踝骨折块小且位置良好,不予固定。

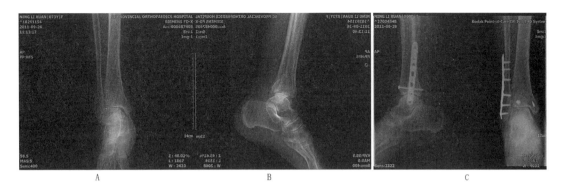

图 7-12　内外踝骨折术前术后 X 线片

（A、B）旋后-外旋型Ⅳ度骨折,内侧间隙明显增宽,提示三角韧带深层损伤。（C）内固定术后,外踝予锁定钢板固定,锚钉修复三角韧带。后踝骨折块大,复位后从前向后予螺钉固定。

七、旋前-外展／B 型骨折

损伤发生时足处于旋前位,距骨在踝穴内受到外翻的应力,外踝部位受到挤压,内踝部位受到牵拉应力。初始发生内踝横行撕脱骨折或三角韧带撕裂;进一步发生下胫腓联合韧带部分或全部损伤断裂,其损伤形式也可表现为韧带附着点撕脱骨折,下胫腓前韧带可表现为其胫骨或腓骨附着点撕脱骨折,下胫腓后韧带则可表现为其后踝撕脱骨折;进一步发生踝关节下胫腓联合部平面略上方的腓骨远端(外踝)短斜形或伴有小蝶形骨片的粉碎骨折,蝶形骨片常位于外侧。这种类型中有一种少见的骨折——Dupuytren 骨折(图 7-13),即同时合并腓骨高位骨折(外踝近侧6cm)、胫骨远端腓骨切迹部撕脱骨折、三角韧带断裂和下胫腓联合分离。旋前-外展型在踝关节骨折中较为少见,约占 2%。

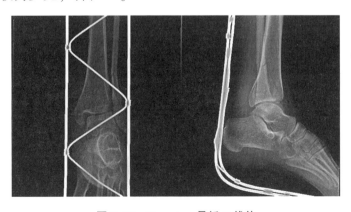

图 7-13　Dupuytren 骨折 X 线片

治疗特点：

（1）Ⅰ度损伤,表现为踝关节水平的内踝横行骨折,从损伤机制分析,理论上是可能发生三角韧带的损伤的,但临床上好像还未发现。然而,多数时候,损伤的暴力足以使Ⅰ度损伤发展到Ⅲ度,所以临床上单纯的旋前-外展型Ⅰ度骨折较少见。如骨折无移位,可维持超踝中立位小夹板和中立位钢丝托板外固定4~6周。骨折移位大时,可先予手法复位,后用超踝内翻位夹板和钢丝托板固定3~4周后,更换超踝中立位夹板固定2~3周。如骨折移位超过3 mm,就需要行手术切开复位内固定,单纯的骨折可以采用微创螺钉固定(图7-14)。所有踝部损伤都应加加拍小腿全长片,以免漏诊Maisonneuve骨折等腓骨的高位骨折。

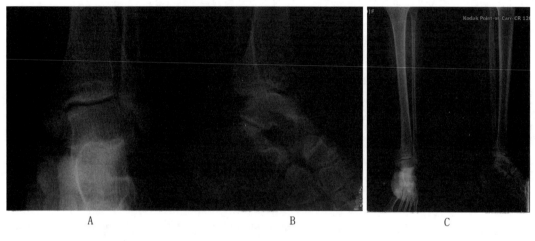

图7-14　内踝骨折Ⅰ度损伤

（2）Ⅱ度损伤是下胫腓联合前后韧带的损伤,临床上很难单独发生,损伤往往会继续发展造成Ⅲ度损伤。

（3）Ⅲ度损伤是出现下胫腓联合水平的腓骨斜形骨折,这是这类骨折的特征。因为损伤的暴力发生在冠状面,而没有任何旋转,所以从正位上看,骨折线都是斜形的,从侧位上看由于骨折尖端与腓骨外侧皮质分开而形成一个三角形。这类损伤也是对应Danis-Weber的B型骨折。无移位的Ⅲ度损伤非常少见,一般情况因踝关节内、外侧稳定结构都受到破坏,所以需要手术治疗。手术入路和旋后-外旋型的一样,可选用1/3管状钢板、腓骨锁定钢板,对于骨质疏松患者最好选用锁定钢板固定。钢板都放在腓骨外侧。手术有以下几点要注意:①因为骨折线是斜形的,而且在矢状面,所以不能像旋后-外旋型腓骨骨折那样从前向后打拉力螺钉,只能从外向后通过钢板打拉力钉。②因为损伤机制的因素,钢板不能放在腓骨后方。③如果腓骨粉碎严重,不能通过骨折线的吻合判断骨折的解剖复位,这时就需要先复位内踝骨折,重建内侧稳定后再处理外踝骨折,这就是先简单后复杂的原则。而且在复位固定腓骨时,通常采用桥接技术,对碎骨块不要做过多的剥离、复位,只需恢复腓骨的长度和轴线就可以了,复位情况也不能通过骨折线的吻合来观察,只能行术中 X 线透视观察判断。④根据损伤机制,骨折在下胫腓联合的位置决定它只会造成下胫腓的部分不稳定,因为骨间韧带和骨间膜通常保持完整,术中拉钩试验和外旋应力试验检查会发现下胫腓联合稳定。临床上偶尔会遇到下胫腓联合 3 个韧带都断裂的情况,会造成下胫腓的分离,这就需要固定下胫腓联合,此技术可见前面的讨论(图 7-15、7-16)。

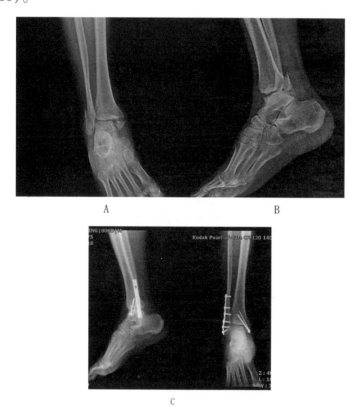

A　　　　　　　　　B

C

图 7-15　旋前-外展型Ⅲ度损伤,腓骨短斜形骨折

(A)正位上看,骨折线都是斜形的。(B)侧位上看,由于骨折尖端与腓骨外侧皮质分开而形成一个三角形。(C)切开复位内固定术后 X 线表现。

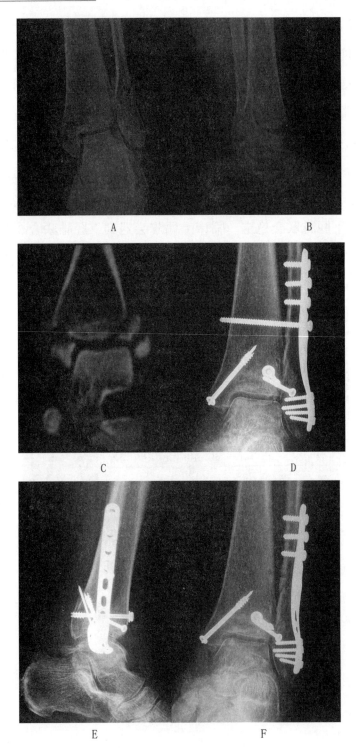

图 7-16　旋前外展Ⅲ度损伤

(A、B)X 线显示腓骨粉碎骨折(C)CT 显示 Tillaux-Chaport 结节骨折。(D、E)切开复位内固定术后,术中拉钩试验发现下胫腓联合分离,固定下胫腓联合位置螺钉。(F)术后 12 周取出下胫腓联合位置螺钉。

八、旋前-外旋／C 型骨折

损伤发生时足处于旋前位,距骨在踝穴内受到外旋应力或由小腿内旋而致的相对外旋的应力,踝关节内侧结构首先受伤失去稳定作用,距骨在踝穴内以外侧为轴向前外侧旋转移位。初始发生内踝横行撕脱骨折或三角韧带撕裂。进一步发生下胫腓前韧带断裂、骨间韧带断裂。若下胫腓前韧带保持完整,也表现为胫骨远端前结节撕脱骨折,即 Tillaux 骨折。进一步发生下胫腓联合部平面以上腓骨短螺旋形或斜形骨折。进一步发生下胫腓后韧带断裂或表现为后踝撕脱骨折,下胫腓联合明显分离。这种类型中,有一种被称为 Maisonneuve 骨折:腓骨骨折达中上 1/3 甚或腓骨颈骨折、上胫腓联合分离、三角韧带断裂、下胫腓联合韧带全部损伤。旋前-外旋型约占踝关节骨折中的 20%。

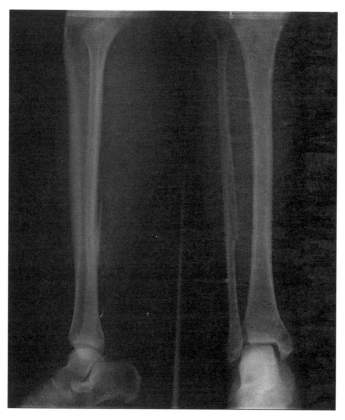

图 7-17　旋前-外旋型Ⅲ度损伤

治疗特点:

(1)旋前-外旋型Ⅰ度骨折和旋前-外展型的表现形式一样,在此阶段是无法区分的。Ⅱ度损伤是下胫腓联合前韧带撕裂,临床上很少见,只有通过外旋应力位拍片才有可能发现,一般情况下损伤往往会进展到Ⅲ或Ⅳ度。单纯Ⅱ度损伤可通过超踝中立位夹板和钢丝托板固定6周处理。

(2)Ⅲ度损伤的典型标志是下胫腓联合水平上6~7mm腓骨螺旋形骨折(图7-17)。骨折线可以是从前下向后上方,也可是从前上向后下方走行,如图7-18、7-19。Ⅳ度损伤时出现后踝骨折或下胫腓联合后韧带撕裂。Ⅲ度和Ⅳ度损伤的处理原则基本是一样的,因为此类骨折会造成踝关节的严重不稳,所以都有手术指征。内固定可选择1/3管状钢板、重建钢板、锁定钢板,老年人可选用重建钢板和锁定钢板,以增强稳定性和支撑力。切口就选用外侧切口,钢板放在腓骨外侧。因为该类骨折会造成下胫腓联合复合体的严重损伤,所以术中是一定要固定下胫腓联合的。

在这里要注意的是旋前-外旋型骨折中的一种特殊骨折——Maisonneuve 骨折,临床上很容易出现漏诊。患者因为踝关节扭伤来就诊,检查时,踝关节内侧有压痛,踝关节 X 线片显示踝关节没有骨折,缺乏经验的医生就可能将其当踝关节扭伤处理,从而造成后期踝关节严重不稳定。所以不仅要检查踝关节,还要包括伤侧小腿(图7-20)。

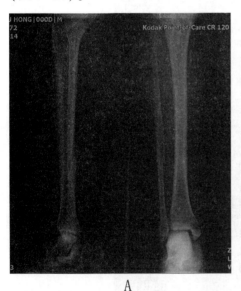 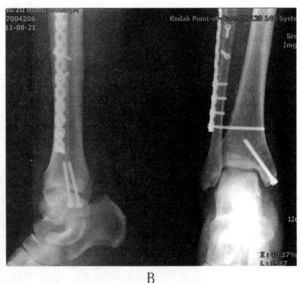

A   B

图7-18 踝关节骨折 X 线片

(A)旋前外旋Ⅲ度损伤,腓骨骨折线从前下到后上方。(B)切开复位内固定术后。

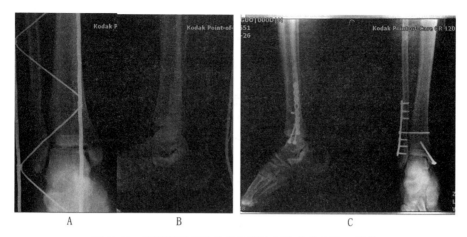

图7-19　踝关节骨折旋前外旋Ⅲ度损伤术前术后X线片

（A、B）旋前外旋Ⅲ度损伤,腓骨骨折线从前上到后下方。（C）切开复位内固定术后。

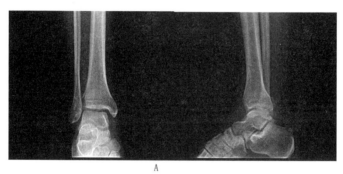

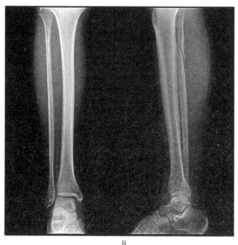

图7-20　踝关节 Maisonneuve 骨折

（A）踝关节正、侧位X片,未发现腓骨骨折,仅在内踝尖下方发现小的撕脱骨片,内侧间隙略有增宽。
（B）进一步行小腿全长片显示腓骨上段斜形骨折。这是典型的 Maisonneuve 骨折,踝关节极度不稳定,需手
术治疗。

九、围手术期治疗及康复训练

（1）积极预防和及早发现处理任何可能出现的并发症,常见的并发症有:感染、皮肤愈合障碍、内固定物松动、迟缓愈合或不愈合、交感反射性营养不良、创伤性关节炎等。

（2）中药及针刺、手法推拿治疗。中药治疗遵循三期用药原则:①初期以活血化瘀、消肿止痛,调和五脏六腑为治则。中药选服桃红四物汤、玄复伤痛灵、创伤灵、七味三七口服液。外敷:新伤软膏(注意皮肤过敏者不用)。针刺:肿胀明显可给予患部阿是穴泻法针刺,斜刺不留针。②中后期以温经通络、散瘀化结、通利关节、强筋壮骨、调和五脏,必要时补益肝肾等为治则。选服正骨丸、接骨丸、鸡血藤胶囊、加味地黄丸、益尔力口服液等。中期在肿胀仍较重时服消肿止痛汤:当归 16 克、赤芍 16克、桃仁 10 克、红花 10 克、乳香 5 克、木香 5 克、防风 10 克、木通 10 克、泽泻 10 克。水煎,每日一剂。解除外固定后用 1 号或 3 号熏洗方熏洗患肢。③后期可予药物外擦外敷:舒活灵、软坚水、软坚药散,并配合推拿、电针、理疗等治疗。推拿以推、揉、捏、搓、捏、弹拨、摇晃、抖动等手法为主,不宜行猛力扳屈手法。理疗可行蜡疗。如无金属内固定物,可行微波、超短波治疗。

（3）当踝关节骨折的解剖关系恢复和稳定后,康复训练就尤为重要。强调保持踝关节中立功能位,避免踝关节过度用力活动,以促进骨折脱位愈合。早期积极有效地恢复踝关节活动范围、恢复患肢肌力、耐力和灵活性是康复训练的关键。

（4）康复训练步骤:整个康复过程强调无痛训练,避免再损伤。

①手术完成复位和骨折固定后,立即开始踝关节主动屈伸练习。

②切口炎症反应情况缓解后,加行踝关节主动滚筒练习,恢复踝关节的活动范围。踝球无痛活动练习,恢复踝关节灵活性。

③切口愈合后,患肢足踝和小腿给予揉、揉捏、弹拨等手法辅以郑氏舒活灵推拿,并可选用 1 号、3 号熏洗方每日行患肢熏洗治疗,以舒筋通络、通利关节,恢复关节功能。

④逐渐负重后,可逐步进行双下肢站立练习、单腿站立练习、提踵练习、患肢站椭圆盘练习、行走、跑步和跳绳等练习,恢复步态、肌力、关节灵活性和平衡能力。

十、前沿进展

随着我国进入老龄化社会,踝关节骨折的发病率逐年升高,现还没有针对老年人踝关节骨折的临床路径及多中心循证医学的研究。目前多主张对有移位的踝关节骨折采取手术治疗,对不同类型的踝关节骨折采取不同的治疗措施,并重视踝关节稳定性的恢复。

第四节　肱骨近端骨折

肱骨近端骨折是指肱骨外科颈从远端 1~2 cm 至肱骨头关节面之间的骨折,包括肱骨头、大结节、小结节、肱骨干近端等的骨折,国内报道其发生率约占全身骨折的 2.5%,而国外则报道其发生率约占全身骨折的 4%~5%,常见于骨质疏松的老年患者。肱骨近端骨折类型复杂,预后较差,是创伤骨科治疗中的难点。其中以肱骨外科颈骨折为最多。肱骨近端骨折是老年人群中发病率很高的骨折,由于肱骨上段骨骼、肌肉的解剖学特点,加之老年人易骨质疏松等因素,给临床治疗提出了一些难题。

肱骨近端包括大结节、小结节、肱骨头、肱骨干及肱二头肌腱沟,其中肱骨头关节面下方至大小结节上方连线之间为解剖颈,大、小结节下方连线至胸大肌止点上方为外科颈(大、小结节下方约 2.5cm 处)。明确肱骨外科颈及解剖颈的概念在临床上有很大的作用,肱骨解剖颈骨折极为罕见,且对肱骨头血运破坏明显,极易发生坏死;而外肱骨科颈骨折很常见,经治疗后可获得比较满意的结果。肩关节又称盂肱关节,由肱骨头与肩胛盂组成,肩胛盂关节面约占肱骨头关节面 1/4~1/3,是全身活动范围最大的关节。肱骨头中心呈球形,基底为椭圆形,在冠状面上。小结节位于肱骨近端前方,肩胛下肌腱止于该处。大结节位于肱骨近端外上后方,其为冈上肌、冈下肌和小圆肌提供止点,且大结节不高于肱骨头,其距离在8~3.2mm。大、小结节之间为结节间沟,有肱二头肌长头腱通过,对于粉碎骨折,结节间沟提供了复位标志。

肩袖由肩胛下肌、冈上肌、冈下肌、小圆肌组成,均起自肩胛骨前后,止于大、小结节,像袖口一样包围肱骨头,是肩关节动力稳定结构的基础。肩胛下肌为主要的内旋肌,冈下肌和小圆肌为主要的外旋肌,冈上肌在肩关节外展时稳定肱骨头,与三角肌协同作用使关节外展。肩袖肌肉止于大、小结节,因此当其骨折,可以清楚地判断大、小结节的移位方向。大结节骨折时,其在冈上肌、冈下肌和小圆肌的牵拉下向后上方移位;小结节骨折时,其在肩胛下肌的牵拉下向内侧移位,与肱骨近端骨折有关的另外两块肌肉为三角肌和胸大肌。三角肌是肩关节的主要外展肌,起自锁骨外1/3、肩峰及肩胛冈,止于肱骨干外侧三角肌粗隆,当外科颈骨折时可使骨折端短缩移位。胸大肌主要起自锁骨、前上肋骨及胸肋部,止于结节间沟外蹦篓的下方,当外科颈骨折时,使远折端向内侧移位,为典型的移位方向。

典型的肱骨近端骨折不难诊断。明确的受伤史,局部的肿胀、皮下瘀斑、压痛、外形异常、关节活动障碍等,再加上影像学检查结果即可诊断。为后面治疗方案的制订不出现偏差,临床检查中需要注意以下几点:①询问病史时要注意是否有癫痫发作、电击或电治疗病史,此常导致肩关节后脱位或骨折脱位。②发生肱骨近端骨折时必须检查患肢血管、神经。因为骨折移位可能伤及腋动脉、腋神经。

一、肱骨近端骨折的受伤机制

大部分肱骨近端骨折与骨质疏松有一定关系,为间接暴力的结果,对于老年患者,轻度或中度暴力即可造成骨折,如跌倒时上肢外展,而不是对肩部的直接打击造成。肱骨近端骨折还与肩峰、关节盂的直接碰撞,肩部旋转肌群及外附肌如胸大肌的暴力牵拉有关。

1.肱骨近端骨折的分型

(1)Neer 的解剖学分型:1970 年 Neer 和 Codman 根据肱骨近端的基本解剖特点对骨折分类,将肱骨近端分为 4 个基本解剖部分:肱骨头、大结节、小结节、肱骨干。移位的定义是:骨折块间成角大于 45°或者超过 1cm 的移位。

Ⅰ型为无移位或轻度移位骨折。

Ⅱ型为两部分骨折,指肱骨近端四部分中,某一部分移位,临床上常见外科颈骨折和大结节撕脱骨折。

Ⅲ型为三部分骨折,为三个主要结构骨折和移位。

Ⅳ型为四部分骨折,由于软组织损伤严重,肱骨头的坏死率高。

头劈裂型骨折是 Bigliani 对 Neer 分型的补充,肱骨头部关节面粉碎,X 线片上有双线征,提示关节损伤非常严重。

(2)AO/ASIF 的分型将肱骨近端骨折分为三类:

A 型为关节外的一处骨折仅包含一个结节,伴或不伴干骺端骨折,肱骨头血液循环正常。

B 型骨折为关节外 2 处以上骨折,一部分骨折线可延及到关节内,肱骨头血液循环部分受到影响。

C 型骨折是关节内骨折,波及肱骨解剖颈,肱骨头血液供应常受明显破坏。

2.肱骨近端的血液供应

肱骨近端的血液供应,主要来源于旋肱前动脉的升支,被称作弓状动脉,起源于旋肱前动脉,沿结节间沟伴随肱二头肌长头腱走行,在大结节顶点水平进入骨内,在肱骨头内弯曲走向后方,供应肱骨近端大部分的血供。

3.影像学检查

在肩部创伤影像学检查时必须投照三个互相垂直平面的平片,即肩胛骨正位、肩胛骨侧位和腋位片。CT 在判断大小结节移位、股骨头劈裂骨折、肩胛盂骨折及骨折脱位方面有很大的帮助。

二、治疗方法

对于大多数肱骨近端骨折,非手术治疗可以恢复肢体功能,且无疼痛后遗症发生。在肩关节运动范围内,可承受中等程度的成角畸形并无显著的功能损失。Neer 描述了可接受的成角畸形<45°、移位<1cm。虽然这些标准不是绝对的,但它们为治疗提供了指南。在治疗决策上,第一,判断对于特定的患者,位移(<66%)和成角(内翻耐受较差)是否可以接受;第二,判断肱骨头和肱骨干能否作为一个整体运动。如果这两条都满足,那么骨折是稳定的,且在一个合适的位置,可采用非手术治疗。

(一)非手术治疗

(1)运用郑氏手法复位。

(2)三角巾悬吊或小夹板外固定。

(3)功能锻炼。

(4)药物。我院辨证用药之经验分享:按骨折三期论治之早期活血化瘀、消肿止痛原则予桃红四物汤加减、玄胡伤痛宁片、创伤消肿片、七味三七口服液等,外用新伤药、二黄新伤止痛膏等,必要时可用丹参冻干、葛根素、甘露醇等静脉给药。在骨折治疗中期,以接骨续筋原则用药,如归香正骨丸等。到骨折后期,则按滋补肝肾、强筋壮骨原则用药,如牛杞地黄丸等。

(5)甩肩疗法。

（二）手术方法

由于关于肱骨近端骨折固定的方式众多、各式各样，因而选择恰当的治疗方式是困难的。一般而言，骨折位移程度是评价骨折稳定性的指标。治疗目标就是采用坚强固定达到肱骨近端的解剖复位，以允许早期功能锻炼。二期采取手术治疗的骨折畸形愈合和骨不连往往预后不佳。因此，必须通过复位肱骨结节和肱骨头—颈的关系来恢复肱骨近端正常的解剖结构。手术适应证包括有移位的外科颈 2 部分骨折，有移位（>5 mm）的大结节骨折，有移位的 3 部分骨折和有移位的 4 部分骨折。固定的类型包括经骨缝合固定、经皮克氏针固定、髓内钉固定或钢板内固定，主要依据患者的年龄、活跃水平、骨质量、骨折的类型来选择。

1.髓内钉固定术

（1）优点：对骨折周围组织损伤小。

（2）缺点：手术需要穿透大结节和肩部旋转肌群，相对于钢板螺钉缺少抗旋转稳定性。

2.接骨板内固定术

如果骨折不稳定，不能闭合复位，或者有明显粉碎性骨折，切开复位内固定是必要的（图 7-21），目前国内外多数学者主张早期切开解剖复位接骨板内固定，以保持骨折端的稳定性；尽量少剥离或不剥离关节囊及肩袖，保护血液循环；术后早期有效功能锻炼。

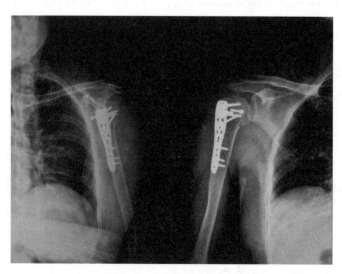

图 7-21　接骨板内固定

3.微创钢板内固定

微创钢板内固定(MIPPO)技术就是在骨折远、近端各做一个小切口,从皮下或肌层下隧道插入接骨板,通过闭合复位后远、近端螺钉固定。这项技术避免了直接暴露骨折端,能维持适当稳定的固定,最大限度地保护骨折端及其周围的血供(如图7-22)。

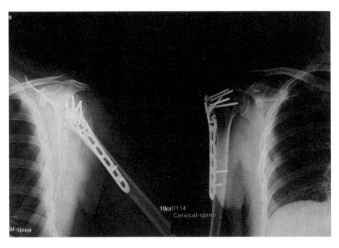

图7-22　微创钢板内固定

4.闭合复位经皮穿针固定术

闭合复位经皮穿针内固定术是一项微创技术,这种技术对周围软组织干预少,骨折部位血运无再次损伤,有效降低肱骨头缺血坏死的风险,并能为患者进行早期肩关节功能锻炼提供满意的稳定性,该方法适用于骨质好、骨折粉碎程度轻的患者(如图7-23)。

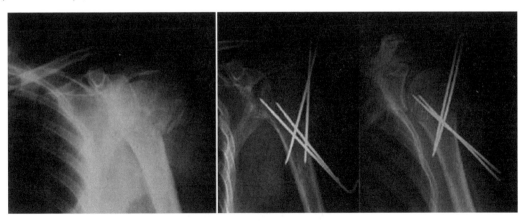

图7-23　经皮穿针内固定术

5.人工肩关节置换术

如今,人工肩关节已从第一代单柄非可调式人工肩关节发展到更符合个体解剖特点的第三代可调式解剖型人工肩关节,制造人工肩关节的材料也从早期的钴钼合金发展到现在的更符合骨弹性模量的钛合金,甚至到最新的能允许骨长入的钽金属。主要适用于肱骨近端严重的四部分骨折,粉碎性骨折伴有严重的骨质疏松、肱骨头劈裂或压缩骨折(图7-24)。

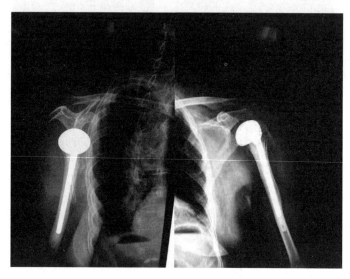

图7-24　人工肩关节置换术

6.反置式人工肩关节置换术

反置式人工肩关节置换术(RSP)成功应用于肩袖撕裂骨关节病(CTA)的治疗(如图7-25)。

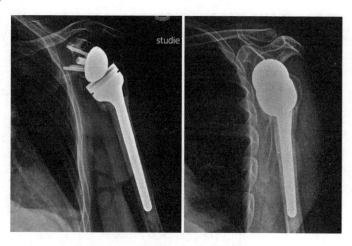

图7-25　反置式人工肩关节置换术

第五节　肱骨髁间骨折

肱骨髁间骨折约占成人骨折的 2%、肱骨骨折的 1/3,是临床上相对难以处理的骨折之一。老年骨质疏松患者的肱骨髁间骨折是最难治疗的肱骨远端骨折,多由低能量的摔伤所致,由于其常为严重粉碎性而被描述为"一袋子碎骨"。此类骨折的特点是骨质稀疏、关节面损伤较重并常伴有骨量丢失,导致术中难以解剖复位,内固定易在早期即发生松动。肱骨髁间骨折的术前临床评估首先依靠详细的查体,注意有无尺神经、桡神经、正中神经及肱动脉等损伤。

一、损伤机制

此类骨折大多因尺骨的滑车切迹撞击肱骨髁所致,屈肘和伸肘位都可发生,可分为屈曲和伸直型两种损伤。①屈曲型损伤:Palmer 推测外力直接作用于肘后方鹰嘴部位,加上同时存在的前臂肌肉收缩,造成骨折所需的暴力比预期的要小。大多数情况下,作用在肘后方的外力相当大,比如车祸伤等,此时肱骨髁常位于肱骨干的前方。②伸直型损伤:外力沿尺骨传导至肘部,尺骨鹰嘴半月切迹像楔子一样嵌入滑车而肱骨髁劈裂,使肱骨髁及髁上发生骨折。肱骨髁常在肱骨干后方,常合并皮肤等软组织损伤,并呈明显移位和粉碎。起点在内、外上髁的前臂肌肉向远端牵拉内、外上髁,使肱骨髁发生旋转,造成关节面更加向近端移位,使滑车沟变窄呈"V"形,不能与鹰嘴半月切迹保持良好的对合关系。前方肱二头肌和后方肱三头肌的牵拉使半月切迹关节面向近端移位,也可出现肱骨干远端插入两个旋转的肱骨髁之间的现象。

二、症状和体征

局部肿胀、疼痛。因髁间移位、分离致肱骨髁变宽,尺骨向近端移位使前臂变短。可出现骨擦音,肘后三角关系改变。明显移位者,肘部在所有方向均呈现不稳定。

三、分类

Riseborough 和 Radin 根据骨折的 X 线表现,提出了一种比较简单、实用的分类,

163

某种程度上可指导治疗和判断预后。Ⅰ型:骨折发生在肱骨小头和滑车之间,无移位;Ⅱ型:肱骨小头与滑车分开,但骨折在冠状面上无明显旋转;Ⅲ型:骨折块之间发生明显分离和旋转;Ⅳ型:关节面严重粉碎,肱骨髁明显变宽、分离。

关于肱骨远端骨折分型。目前被广泛接受的是 AO 分型,其按照关节外、部分关节内、完全关节内分为 A、B、C 3 大类型,其更细的分类为 27 个亚分类,共 61 小类。简介如下:

A 型:关节外骨折,其中 A1 型为骨突撕脱骨折;A2 型为简单干骺端骨折;A3 型为干骺端粉碎骨折。

B 型:部分关节内骨折,其中 B1 型为外侧矢状面的部分关节内骨折;B2 型为内侧矢状面的部分关节内骨折;B3 型为累及前面的冠状位的部分关节内骨折。

C 型:完全关节内骨折,其中 C1 型为简单关节内、简单干骺端骨折;C2 型为简单关节内、干骺端粉碎骨折;C3 型为关节内粉碎、干骺端粉碎骨折。

四、治疗

对于老年骨质疏松患者,若骨折粉碎严重,则内固定效果极差,或不可能获得满意的固定,可行一期或二期全肘关节置换术,以便早期恢复肘部活动。不论采取了何种治疗,一旦需要术后延长制动时间,即可导致关节纤维化和僵硬,但有时最终的 X 线表现并不一定与功能疗效一致,特别是在老年患者。

(一)非手术治疗

(1)适应证:主要适用于Ⅰ型无移位骨折;患者功能要求较低或有手术禁忌证时,应告知患者此种骨折有可能发生再移位,需密切随访观察,一旦发生移位应及时处理。

(2)手法复位:郑氏手法。

(3)小夹板外固定:采用我院肱骨髁上夹板外固定,屈肘 90 度固定,直至肿胀消退。

(4)康复训练:在不影响骨折愈合的情况下,夹板固定时间尽可能短,2~3 周开始主动活动;拆除夹板后尽早开始保护下的康复训练。

(5)我院辨证用药之经验分享:按骨折三期论治之早期活血化瘀、消肿止痛原则予桃红四物汤加减、玄胡伤痛宁片、创伤消肿片、七味三七口服液等,外用新伤药、二黄新伤止痛膏等,必要时可用丹参冻干、葛根素、甘露醇等静脉给药。在骨折治疗中期,以接骨续筋原则用药,如归香正骨丸等。到骨折后期,则根据滋补肝肾、强筋壮骨原则用药,如牛杞地黄丸等。

(二)手术治疗

1.术前评估

老年患者肱骨远端骨折要综合评估肌肉骨骼系统的损伤情况,包括软组织的评估(特别是开放性骨折时)、上肢血管神经状态、伴发损伤的诊断以及充分的影像学检查。了解既往的功能状态和有无肘关节疾病,如炎症性关节炎,对确定肘关节的预期功能要求等十分重要。特别是考虑行关节置换术时由于骨折移位和粉碎,通过肘关节正侧位 X 线片很难判断骨折情况,拍摄牵引位 X 线片很有用,以便更好地判断骨折粉碎的严重程度,但由于患者受伤时疼痛加重、肌肉组织紧张,通常在麻醉后才能拍摄。三维 CT 重建对了解骨折的类型和制订治疗方案十分有用,应常规进行CT 检查,除非已确定进行全肘关节置换术。

2.切开复位内固定治疗肱骨髁间骨折

对于大多数Ⅱ型或Ⅲ型不稳定骨折,内固定手术仍是治疗肱骨髁间骨折的主要方法,肱骨髁间骨折更加强调解剖复位、牢固的支撑固定和术后早期辅助下的功能锻炼。手术入路有尺骨鹰嘴截骨入路、肱三头肌腱劈开入路、肱三头肌腱舌形瓣入路、肱三头肌-肘肌翻转式切开等多种。现在最为流行的截骨方法是 AO 组织推荐的"锯齿花"形或"V"形截骨,它能直接显露的不是肌腱与肌腱的愈合,而是骨性愈合,对截骨端的稳定固定允许术后进行早期主动活动。缺点是"制造"了另一处"骨折",有发生截骨端内固定物失效或不愈合的危险,但据报道其发生率低于 5%。术中游离和保护尺神经非常重要,若骨折线较长、靠近肱骨近端,还需显露和保护桡神经。其他入路的优点在于保留了完整的鹰嘴滑车切迹。当然,如术前考虑患者固定可能困难、需要根据术中情况改行肘关节置换时,则禁行尺骨鹰嘴截骨入路,应选择其他入路。显露过程中必须保护好尺神经,关于前移与否,虽有争议,但绝大多数学者都接受前移。将 1 块接骨板置于外侧柱的后面、1 块接骨板置于内侧柱的内侧面的成角度双接骨板固定技术已经从生物力学角度和临床实践方面得到全面承认,如为AO 分型 C2 或 C3 型骨折,可以在外侧柱的后内侧再附加第 3 块接骨板,但注意所有内置物均不能累及冠突窝或鹰嘴窝。近期出现的双接骨板平行固定技术,即 2 块接骨板分别放在内外侧柱的正内侧和正外侧面,此时经外侧柱远端的螺钉孔向对侧打入螺钉不仅可以固定肱骨头,也可以固定滑车,与成角的经典双钢板技术比较,对滑车的固定强度更高。文献报道采用此类技术取得较好的疗效,但前尚未被广泛接受。追求固定强度,内侧用1/3管状板的概念逐渐被摒弃,关于用半螺纹拉力螺钉固定滑车导致滑车宽度变窄的概念并未被全面接受,毕竟半螺纹拉力螺钉较全螺纹螺钉在骨折愈合方面更有优势。另一个重要进展是有成角稳定性的锁定解剖接骨板固定技术,这对于骨质疏松老年患者更有理论上的优势,由于应用时间不长,论述并不多。

术后处理:理想状态下,内固定应足够坚强,以方便进行早期无保护的肘关节康复训练。若软组织条件允许,可开始进行持续被动活动,或者采用主动结合被动的全范围肘关节活动。有一定程度僵硬的患者,可采用静态渐进型夹板辅助训练。

3.全肘关节置换术治疗肱骨髁间骨折

由于并非所有的肱骨髁间骨折患者均能通过内固定技术取得良好疗效,如图7-26,众多学者尝试采用全肘关节置换术治疗部分患者,如图7-27。

(1)其适应证包括:

①高龄、骨质疏松严重的老年患者,难以获得牢固固定。

②粉碎性骨折,C2、C3型骨折,难以达到解剖复位。

③既往有类风湿关节炎、创伤性关节炎、血友病关节炎,存在关节毁损。

④初次内固定失效无法再固定的患者。

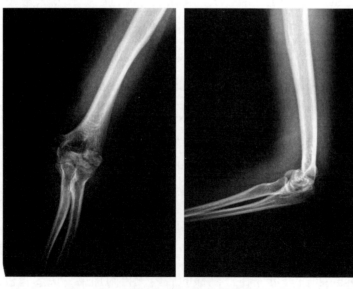

图7-26 不能采取内固定的骨折

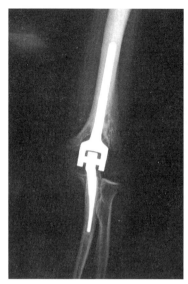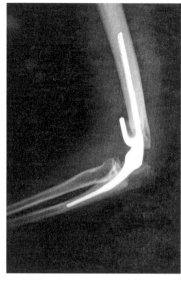

图 7-27 肘关节置换术术后 X 线图

（2）手术方式：全肘关节置换术极大地提高了骨科医生的信心，尤其是半限制性 Coonrad-Morrey 假体的应用，在欧美地区取得了成熟的经验，近几年在亚太地区也得到开展，已经成为主流假体。采用该假体进行手术时，应严格按照 Kamineni 和 Bernard 推荐的方法进行操作，即采用后正中入路，松解尺神经并予以保护，然后清理内、外侧碎骨块，从肱三头肌腱的外侧面显露肱骨远端，插入试模，估计肱骨假体深度。从肱三头肌腱的内侧缘显露尺骨，剥离肱三头肌腱鹰嘴附着点内侧面的 20%～25%，切掉鹰嘴尖。在冠状突基底用钻头打开尺骨髓腔的近侧部分，注意定位髓腔锉的方向以免穿透尺骨皮质。然后扩髓，放入假体试模，试行复位，并检查活动度。尺骨假体插入的深度应该是其关节轴心位于鹰嘴和冠状突的中点。从切掉的滑车骨折快上取下 3 mm 厚的骨块，将此骨块移植到肱骨远端前面，然后插入肱骨假体，使假体翼压紧骨折块。插入连接套针，复位关节。一般关节活动度应为从完全伸直至屈曲 150°的范围。前移尺神经，伸肌总腱缝至肱三头肌腱的外侧缘，屈肌总腱缝至肱三头肌腱的内侧缘。当然，单纯就全肘关节置换技术而言，各种假体设计概念也在变化。有学者认为，Coonrd-Morrey 假体将肱尺关节和肱桡关节所承载的负荷过多地集中于肱尺关节，即使是半限制性的松弛铰链设计也会导致松动，因此也有医生愿意选择将肱尺关节和肱桡关节一起置换假体。

（3）术后处理：肱骨髁间骨折的术后康复更加强调术后早期的被动活动，尽可能避免术后石膏固定。一般来讲,只要固定牢固,术后第 2 天拔出引流管后即可开始被动的屈伸和旋转训练。2 周内后被动屈曲应达到 90°,6 周后应接近正常。早期被动活动训练时避免强度大、次数多,一般每天 10~20 次即可,过多、过强易导致关节囊内液渗出、出血和机化挛缩,但每次的旋转屈伸尽可能到位,即达到患者因不适感和轻微疼痛所能承受的最大活动范围。4~6 周后,可开始主动的关节活动和日常生活,患肢仍避免提重物。3 个月后可开始肌肉力量训练。行全肘关节置换术的患者最初 3 个月内不提重量超过 0.5kg 的东西,以后患肢所提重量也不超过 2.5 kg。

第六节　桡骨远端骨折

桡骨远端骨折是指距桡骨远端关节面约 2.5cm 的松质骨骨折,是上肢中最常见的骨折。Pouteau 在 1783 年首先描述了这种骨折的特点,并以 Colles 骨折命名。1838 年 Barton、1854 年 Smith、1887 年 Dupuytren 又分别详细描述了桡骨远端不同骨折类型的特点。近年来,各国学者更加重视骨折是否波及桡腕或下尺桡关节,以及移位程度和稳定性,这些因素对骨折严重程度的判断、治疗及预后是很重要的。过去某些观点认为桡骨远端骨折即便畸形明显对功能影响也不严重,随着对桡骨远端骨折认识的加深,以及对生活质量要求的提高,这种观点肯定是不全面的。特别是近十年来,对于桡骨远端骨折复位与重建的要求越来越高,并发展了不同的治疗方法。

一、解剖特点

桡骨干至桡骨远端逐渐变宽,呈四边形,骨皮质逐渐变薄,被松质骨取代。分为掌、背、尺、桡四个面。掌侧面桡骨远端增宽部分与桡骨干连成一光滑的弧形表面,有旋前方肌附着。桡侧面较粗糙,向远端延伸,形成锥状突起,称为桡骨茎突,桡骨茎突比尺骨茎突长 1~1.5cm,其基底部有肱桡肌附着,远端有桡侧副韧带附着。桡骨尺侧面呈半圆形凹面,称桡骨尺侧切迹,与尺骨小头环状关节面共同构成下尺桡关节,切迹的远侧为三角纤维软骨盘的附着处。桡骨远端关节面光滑,呈双凹面,两凹面之间有一掌背侧方向走行的软骨嵴。桡骨远端关节面的桡侧凹面为舟骨窝,略成三角形,尖端指向桡骨茎突,与舟骨接触,构成桡舟关节;尺侧凹面为月骨窝,呈四方形,与月骨接触,构成桡月关节。桡骨远端关节面掌侧中部有一结节,系桡舟月韧带之附着点。桡骨远端关节面的尺侧缘是桡骨的尺侧切迹,除与尺骨小头构成下尺桡关节外还有三角纤维软骨复合体附着,桡骨远端关节面向掌侧倾斜 10~15 度,向尺侧倾斜 20~25 度,从而加深了关节窝,加强了关节的稳定性。在正常情况下,通过腕关节的轴向负荷 82% 由腕关节承受,当掌倾角变成负角且大于 10 度时,对腕关节所有的运动力矩均有重大影响;负角大于 20 度时,将影响腕关节正常负荷关系;负角达到 45 度时,65% 轴向负荷转为尺骨承受,其余负荷集中在舟骨窝的背侧。尺偏角的减少会增加通过月骨的负荷。桡骨远端形态的任何变化,都会导致腕关节不稳定。

二、流行病学

桡骨远端骨折大约占急诊科所处理全部骨折的 1/6,这种损伤因性别和年龄的不同而有不同的发生率。骨折分布有三个年龄峰段:第一个峰段是 5~14 岁,第二个峰段是 50 岁以下男性,第三个峰段是 40 岁以上的女性。随着老年女性和年轻成年男性人数的增长,这三个人群中骨折的发生率不断增加。更重要的是,这些研究说明不同高峰段骨折的损伤机制的差别:一种是老年患者的应力性骨折;另一种是年轻成人的暴力损伤,损伤机制的不同与其对应人群证明了文献资料中的一些差异。目前有报道表明老年桡骨远端骨折可能代表一种应力性骨折,与骨质疏松症的所有危险因素相关。年龄校正后的女性桡骨远端骨折发生率在 1986 年为 165/10 000,1995 年为 211/10 000,表明这 10 年在逐步增多。40 岁后女性的桡骨远端骨折发生率从 36.8/10 000 迅速增长至 70 岁时的 115/10 000。35 岁后的男性桡骨远端骨折发生率大约为 9/10,000,并一直保持稳定,直到 70 岁时有轻度增加,这个数据也表明这是一种最常见的骨质疏松性骨折,与股骨颈骨矿物质密度显著相关。桡骨远端骨折在老年女性中的发生率急剧增高,已明确与雌激素丧失和骨矿物质密度减低相关。

对老年患者发生桡骨远端骨折的危险因素已有广泛研究。骨密度的下降、女性、种族、遗传以及绝经期提前已被证明是此损伤的危险因素。虽然骨密度与桡骨远端骨折危险度间的关系还不像与髋部骨折、脊柱骨折之间那样明确,但在流行病学文献中已被证实。而且,延迟绝经期或进行雌激素替代治疗,有助于避免该损伤的发生。

三、损伤机制

桡骨远端骨折最多见于跌伤。跌倒时,手臂伸出,前臂旋前,腕背伸,以手掌着地。桡骨远端骨折也可见于屈曲暴力、扭转暴力和直接暴力,但较少,损伤发生时腕关节处于背伸40~90度状态,背伸角度越小造成骨折的外力也越小。通常骨折首先发生在掌侧也是张力侧,产生的压力使骨折向背侧延伸,就像骨折沿45度切线延伸一样造成背侧骨皮质粉碎骨折。松质骨被压缩,使背侧的稳定性降低。承受高张力负荷的桡腕掌侧韧带,必然将张力负荷传导至掌侧皮质。桡骨骨折,只有在剪切力和压应力的共同作用下才能造成关节内骨折,并常伴有韧带损伤。当然损伤的范围和程度还受到撞击时的速度、手和腕所处的位置、前臂旋转的角度与韧带的强度及弹性的影响。关节内骨折较之干骺端成角的关节外骨折更加不稳定。

1.桡骨远端干骺端弯曲应力骨折

跌倒时上肢伸展,前臂旋前,腕关节背伸以手掌触地。受伤时,有两个力作用于腕部。一个力是体重沿桡骨长轴向地面的冲击力,另一个力是手掌撑地所产生的反作用力。后者通过腕骨主要是舟月复合体系传导至桡骨关节面的背侧部分,同时还包括弯曲应力作用在干骺端部位,致使干骺端背侧皮质发生粉碎性骨折,同时骨远折端松质骨发生嵌压,这种嵌压或塌陷在骨质质疏松患者则可能产生局部骨缺损。桡骨远端掌侧皮质则因拉伸应力而断裂。跌倒时前臂旋后位,肘伸直位,手掌着地则压缩应力传导至干骺端掌侧而拉伸引力传导至干骺端背侧,产生 Smith 骨折。Smith 骨折也可以发生于跌倒时腕掌屈,手背部着地,或者握拳、掌屈、腕直接撞击硬物时。其干骺端骨折线呈横行或斜行,掌侧皮质粉碎。骨折远端相对于桡骨干处于旋前位,可出现桡侧偏移或尺侧偏移。

2.关节面剪切应力骨折

上述产生弯曲应力骨折的机制如发生在年轻患者可使桡骨关节面掌侧边缘出现剪切应力骨折。由于坚强的掌侧桡腕韧带保持完整,腕骨随骨折片一起向掌侧半脱位。

3.关节面压缩骨折

如果轴向压缩应力大于引起弯曲应力骨折之应力时,则导致涉及关节面的关节内复杂骨折、粉碎性骨折。甚至骨折可以延伸至桡骨中下1/3处。

4.韧带附丽部撕脱骨折

当腕关节受到扭转外力时可引起桡腕关节脱位,桡骨茎突与尺骨茎突撕脱骨折系桡腕关节脱位中合并存在的损伤。

5.复合型骨折

多为高能量压缩外力,同时合并存在上述一种或几种外力引起的骨折。

四、分类

1.Frykman 分类法

Ⅰ型:关节外骨折,无尺骨茎突骨折;Ⅱ型:关节外骨折,合并尺骨茎突骨折;Ⅲ型:关节内骨折,涉及桡腕关节,无尺骨茎突骨折;Ⅳ型:关节内骨折,涉及桡腕关节,合并尺骨茎突骨折;Ⅴ型:关节内骨折,涉及下尺桡关节,无尺骨茎突骨折;Ⅵ型:关节内骨折,涉及下尺桡关节,合并尺骨茎突骨折;Ⅶ型:关节内骨折,涉及桡腕关节和下尺桡关节,无尺骨茎突骨折;Ⅷ型:关节内骨折,涉及桡腕关节和下尺桡关节,合并尺骨茎突骨折。

2.Melone 分类法

Melone 曾详细描述了月骨压迫的概念,认为压力是主要的损伤原因,对桡骨远端的中部影响最大。Melone 发现大部分桡骨远端关节内骨折为三到四部分骨折:骨干、桡骨茎突、背侧中央骨块、掌侧中央骨块骨折。因而他将桡骨远端关节内骨折分为五型:Ⅰ型:骨折无移位,粉碎轻微。Ⅱ型:尺侧骨块(月骨窝)整体明显移位,干骺端粉碎,不稳定,包括压缩骨折。其中Ⅱ$_A$型中央骨块向掌侧移位,Ⅱ$_B$型中央骨块向背侧移位,并常带有难复的压缩骨折。Ⅲ型在Ⅱ型的基础上还伴有桡骨干掌侧骨折块,呈枪刺状指向屈肌鞘管。Ⅳ型桡骨远端关节面严重破坏,中央骨块掌侧分离旋转。Ⅴ型爆裂骨折,指高能量损伤,骨折端严重粉碎,常伴有严重的软组织广泛损伤。

3.Fernandez 分类法

Fernandez 依据创伤机制进行分类,共分五型。Ⅰ型:屈曲型骨折,张力和压力的作用下产生的干骺端骨折(Colles 骨折,Smith 骨折)。Ⅱ型:关节面压缩骨折,伴有软骨下或干骺端压缩骨折(冲击型骨块)。Ⅲ型:关节面剪切型骨折(Barton 骨折,桡骨茎突骨折)。Ⅳ型:韧带附丽点的撕脱骨折(尺骨茎突骨折,桡骨茎宽骨折)。Ⅴ型:以上四型的组合,常为高能量损伤。

4.Mayo 关节内骨折分类法

Mayo 将某些明显涉及桡舟、桡月、下尺桡关节的桡骨远端骨折视为单独的骨折类型,分为四型。Ⅰ型骨折,骨折无移位。Ⅱ型骨折,有移位,涉及桡舟关节,伴有舟月韧带撕裂并有明显的向背侧成角,桡骨短缩。Ⅲ型骨折,有移位,涉及桡月关节,多见于压缩骨折和月骨嵌压性骨折。Ⅳ型骨折有移位,涉及桡舟、桡月、下尺桡关节,常是很严重的粉碎骨折,涉及所有的主要关节面。

5.AO 分类法

将桡骨远端骨折分为 A:关节外骨折。B:部分关节内骨折。C:复杂的关节内骨折。每一型又分为三个亚型。例如,C1:单纯关节面和干骺端骨折。C2:单纯关节面骨折伴有复杂的干骺端骨折。C3:复杂的关节面骨折和干骺端骨折。

五、治疗

1.桡骨远端无移位骨折

无移位或轻微移位的桡骨远端骨折一般属于稳定骨折(图 7-28),可以是关节外骨折也可以是关节内骨折,如通 Fzykman 类法的Ⅰ、Ⅲ型,Mayo 分类法的Ⅰ型。这类骨折的治疗目标是防止骨折部位发生进一步损伤并在条件允许时活动腕和手。可采用前臂桡背侧夹板固定。患肢固定于中立位或轻度屈曲尺偏位,固定 4 周。注意固定期间手指、肘关节、肩关节的功能训练。去除固定后加强对患者的腕关节主动训练指导是很重要的,大部分患者能够在医生指导下经过自己的努力得到康复。

2.桡骨远端移位骨折

桡骨远端移位骨折应尽早复位,有利于减轻伤后肿胀和疼痛。桡骨远端移位骨折的治疗要根据骨折的类型、粉碎程度、原始移位程度等因素,也就是骨折的稳定性来选择一较好的治疗方式。

（1）闭合复位夹板外固定（图7-29）。

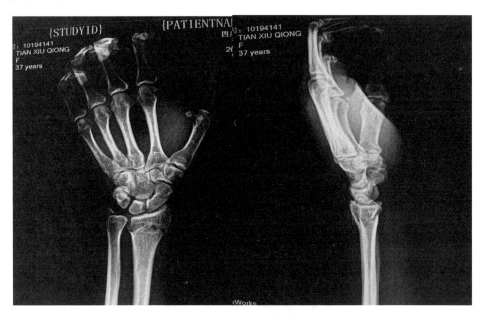

图7-28　桡骨远端无移位骨折

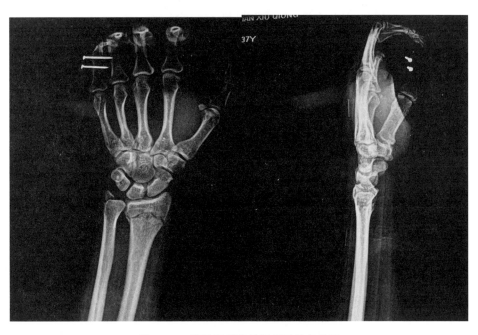

图7-29　桡骨远端移位骨折手法复位后

（2）外固定架固定：对于桡骨远端不稳定骨折，不论闭合整复技术多么高，石膏、夹板固定仍不能维持复位后的位置，如 Frykman 分型中的Ⅶ、Ⅷ两型。桡骨远端骨折后桡骨背侧皮质粉碎，骨折端成角，重叠移位以及嵌插，均使闭合复位存在一定的困难或者复位处难以维持复位,尤其是桡骨长度难以维持,外固定架可以持续维持轴向的牵引,克服桡骨背侧皮质粉碎骨折端重叠移位甚至嵌插以及桡骨短缩等不利于稳定的因素而维持复位。外固定架的优点在于操作简单、损伤小,长轴方向的牵引还可视病情变化而调整。严重粉碎性骨折、桡骨短缩明显,外固定架固定是首选的方法。某些关节内骨折在使用外固定架的同时,加用桡骨茎突经皮穿针来固定桡骨远端的骨折块,这进一步扩大了外固定架的应用范围(图7-30)。

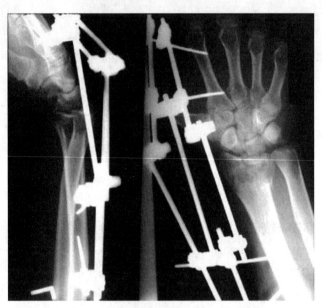

图7-30 外固定支架治疗桡骨远端骨折

(3)经皮穿针固定:采用经皮穿针固定(或称多根针固定)治疗桡骨远端骨折,可单独使用也可与其他外固定方法联合使用。闭合复位经皮穿针固定适用于粉碎不十分严重和骨质疏松不严重的桡骨远端骨折。所有的手术操作过程应该与其他无菌手术要求一样。克氏针插入后都应经X线拍片或C型臂透视证实骨折复位的情况和克氏针插入的位置,以便及时调整,完成固定后露于皮外的针尾应剪短,尾部弯勾,用无菌纱布覆盖。前臂钢丝托固定3~6周(视骨折粉碎的程度),去除托板后,开始腕关节功能训练。需注意防止发生针道感染、固定针松动、折断以及随之发生的骨折再移位。对术后患者需要仔细随访,有异常情况及时处理,对于严重不稳定的骨折,不论是关节内骨折或关节外骨折,采用经皮穿针的同时可以加用固定架,必要时加植骨,甚至切开复位加经皮穿针加植骨的不同组合方式(图7-31)。

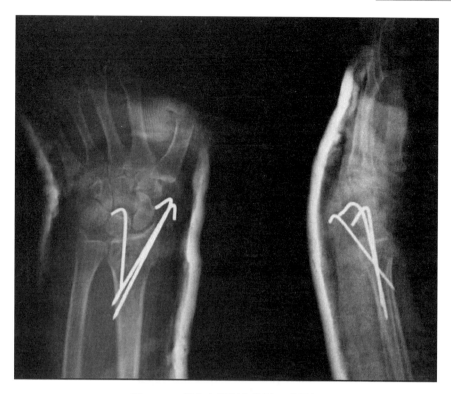

图 7-31 经皮穿针固定桡骨远端骨折

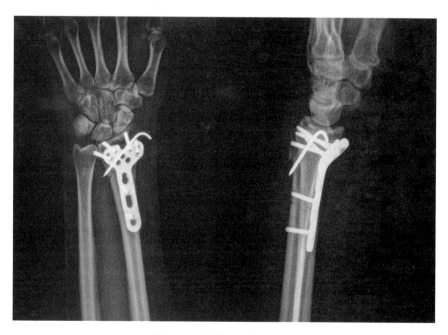

图 7-32 桡骨远端骨折术后

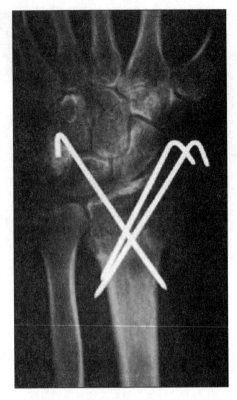

图 7-33　桡骨远端骨折克氏针固定术后

(4)切开复位:随着近代科学技术的发展,对内固定理论和内固定材料的深入研究,桡骨远端骨折切开复位内固定在临床应用越来越广泛。切开复位主要用于关节内骨折。如 Smith 骨折的 Thomas Ⅱ、Ⅲ型,掌侧 Barton 骨折,桡骨茎突骨折,通用分类法的Ⅱ、Ⅲ、Ⅳ型,Melone 分类的Ⅱ、Ⅲ、Ⅳ型,Mayo 分类的Ⅱ、Ⅲ、Ⅳ型,Frykman 分类的Ⅲ～Ⅷ型等。这些类型的骨折中,如关节面移位大于 2mm 或伴有关节面压缩、塌陷,手法复位多不能奏效或复位后稳定性极差,可考虑切开复位内固定。在制订手术方案时要考虑到患者的年龄、性别、职业和运动要求。X 线平片显示不够理想时可行 CT 检查,CT 可为临床医生提供更为清晰的关节内移位、压缩程度的情况。手术要严格无菌操作,积极预防感染,控制其他可能产生感染的因素。一旦感染往往会给腕关节和手部的功能带来明显影响。由于桡骨远端骨折系松质骨骨折,常存在干骺端骨缺损,植骨可以为关节内骨块提供支撑、促进愈合、减少外固定时间,为尽早开始功能训练、减少并发症创造条件。植骨材料大多使用自体骨、异体骨、人工骨,近年可吸收材料、加有 BMP 的胶原及某些生长因子的复合物也逐渐应用于临床。早期功能训练是恢复功能的重要措施,在条件许可下应尽早开始主、被动功能训练。系统的康复治疗对于腕关节功能恢复是十分有利的。近年来,随着人工关节的不断研究发展,不同形状、不同材质的人工腕关节已在临床使用。人工关节为那些因腕关节严重创伤而关节僵硬和患严重创伤性关节炎的患者,提供了一个可供选择的新方法。如应用得当,患者的腕关节功能可得到明显改善,提高生活质量。目前国内人工腕关节的应用尚处于初始阶段。

六、并发症

（1）腕部神经损伤。

（2）肌腱损伤。

（3）肩手综合征。

（4）创伤性骨性关节炎。

（5）桡骨远端骨折畸形愈合。

第八章　老年常见骨伤疾病的运动干预

第一节　概述

肌肉和骨骼的主要作用是支撑保护和完成运动,所以骨与关节损伤的治疗均围绕这两个作用进行。截至目前,所有医学治疗均着重于以手术和非手术方式恢复肌肉、骨骼结构的完整、形状的正常和症状的消除,这些手段有一个共同点:患者配合医生,以被动接受为主。随着生活水平提高,患者对损伤后康复有了更高的需求,他们不仅要求结构形状正常,不痛不肿,也希望恢复到以前的生活状态,能参加自己喜欢的运动。伤病遗留下来的肌肉萎缩、力量下降,心肺能力不足,平衡协调功能降低等功能性问题就成了必须尽快解决的事情,这些功能性问题不能靠手术和药物解决,必须指导患者通过自己主动运动来实现。

除了损伤后引起的功能问题需要干预,老年骨关节的一些退行性疾病也存在功能下降的问题,或者结构损伤后需要强化某些功能来代偿其不足。这些情况下,运动干预具有良好的临床效果和不可替代的临床作用。

一、什么是运动干预

近年来,随着经济水平的提高和国民健康意识的增强,全民健身的热潮风起云涌,各种与运动相关的话题和研究也很受欢迎。比如以治疗疾病为目的的运动疗法,以伤病康复为目的的运动康复,以祛病延年为目的的运动养生。这些以运动为手段,达到某种健康目的的行为,我们统称为运动干预,以区别于以提高竞技水平、提升运动表现为目的的运动训练。有氧运动、抗阻运动、平衡训练、呼吸训练、肌肉拉伸、肌筋膜松解等都是运动干预常用的手段与方法。

二、运动干预对老年骨伤疾病的作用

运动干预不仅可加强老年骨伤疾病患者关节骨骼肌肉系统的功能,对其身体各

项机能都有较好的促进作用。

1.运动干预对身体整体功能的影响

老年人患骨伤疾病,会导致活动减少,更甚者会长久卧床,这会导致一系列身体功能下降,而运动可以改善人体各方面的功能,促进健康。运动可以增强呼吸肌肌力,改善呼吸系统功能,减少呼吸道感染的可能。运动可促进血液循环及人体新陈代谢,改善心血管系统的功能,避免血栓的发生。运动可以促进胃肠蠕动,增强消化系统功能。运动可以改善身体整体的功能,促进受伤部位的愈合和康复。

2.运动对骨骼肌肉系统的影响

适当的运动可以改善老年人受伤部位的血液循环,促进肿胀的消除。运动能够有效地防止关节粘连,保持关节活动度。运动可以给受伤部位的骨骼施加一定的应力,促进骨痂的生长,帮助骨折的愈合。运动可以防止患者发生因制动而导致的骨质疏松和失用性肌肉萎缩,避免很多并发症的发生。运动还可以增强肌肉力量,增强关节的稳定性及灵活性。总之,运动可以强健肌肉和骨骼,促进受伤部位的恢复。

3.运动干预对肌少症和防跌倒的影响

肌少症也称骨骼肌减少症,是与增龄相关的进行性骨骼肌量减少、力量减弱和躯体活动能力下降的综合征,致使老年人易于跌倒和骨折,继而成为老年人群残疾、死亡的主要原因之一。研究显示,有氧、耐力、抗阻运动可以增加老年肌少症人群的肌量和肌力。有氧、耐力运动可以增加运动的灵活性,但肌力的改善和肌量增加不明显,只能作为辅助运动方式,抗阻运动可以明显提高肌力。抗阻运动对肌肉功能和结构同时起作用,是肌少症最主要的锻炼方法。老年人在进行抗阻运动后及时摄入必需氨基酸,其蛋白质合成效率可达到一般年轻人水平。由此可见,运动干预是预防和管理肌少症的主要手段之一。

4.运动干预对心理的影响

运动可以在生理机制上改善人的情绪状态,促进大脑释放多巴胺和肾上腺素等兴奋性神经介质,使人们产生快乐感。人步入老年,生理、心理发生退行性变化,再加上受到伤病的困扰,会随之产生一些消极情绪。国内研究发现:运动有降低焦虑和抗抑郁的功能,运动后老年人积极情绪增强,消极情绪降低。国外学者提出了积极情绪的"拓延-建构"理论,即扩展其瞬间思维-行动储备,构建持久个人资源(物质和智力资源、心理资源及社会资源),并将其迁移到生活中,最终将锻炼所获得的积极情绪作为储备,促使个体继续参与运动,构成一个良性的循环。因此,老年人在运动中获得积极情绪体验和心理优势,再通过心理迁移到日常生活中,除了可以提高老年人运动坚持性,还会使老年人更加敢于面对家庭或自身突发事件、挫折等,能更好地面对伤病的发生和适应伤病后的生活。

三、实施方法

尽管从以上的定义可以看出,运动干预是个很宽泛的概念,凡是有促进身体健康和恢复目的的运动都可称为运动干预,但本书主要讨论骨与关节损伤与退变性疾病方面的运动干预。

生命在于运动,运动在于科学。科学性是运动干预的基础,针对性是运动干预的灵魂。只有充分了解每个人的具体情况,才能设计出科学合理的运动干预方案。通过测试受试者中医体质、关节活动度、身体成分、肌力、柔韧性、平衡功能和运动能力等指标,从老年人的整体机能评估入手,结合运动能力评估,才能制定有针对性的运动干预方案。

第二节　运动功能测评

老年人身体功能开始下降,有些还有糖尿病、高血压等基础疾病,科学合理的运动干预方案来源于对其身体功能的全面了解,运动功能测评必不可少。

一、基本信息采集

进行运动功能测评之前,除对其姓名、性别、年龄、身高、体重等基础信息进行采集之外,还需对其伤病史、运动史等基础信息进行采集,以确定进一步检测方向及针对检测结果进行解读。

(一)伤病史

伤病史包括两大部分内容,即内科疾病(如心脏病、糖尿病、高血压、高血脂等)和运动创伤及骨关节退变史(如半月板损伤、肩峰撞击综合征、腰椎间盘突出症等)。

(二)运动史

运动史包括患者规律性进行的体育运动项目、频率、强度、年限、运动后主观感受等。

对患者进行伤病史和运动史的采集都是十分必要的,有助于进一步确定检查项目。

二、中医体质辨识

体质是指人体生命过程中,在先天禀赋和后天获得的基础上所形成的形态结构、生理功能和心理状态方面综合的、相对稳定的固有特质,运用中医理论体系解释体质现象即为中医体质。每种中医体质都有其适宜的运动,依不同中医体质特性选择适宜的运动才能够强身健体、延年益寿,反之则会对身体产生负面影响,此为健康运动原则——辨体施动,以动调体的重要组成部分。故中医体质辨识是健康运动指导评估的重要项目。目前常用王琦的体质九分法以人体气血阴阳津液的偏颇失衡状态并结合中医学的病因病机理论而将中医体质分为平和体质、气虚体质、阳虚体质、阴虚体质、痰湿体质、湿热体质、瘀血体质、气郁体质、特禀体质。可使用中华中医药学会发布的行业标准《中医体质分类与判定》标准量表进行辨识。中医体质的辨识可指导运动者选择不同强度的运动。气虚等虚性体质者不宜进行大强度的运动,而湿热等实性体质者可进行大强度运动,增强代谢。对于老年人来说,辨识中医体质可指导选择运动项目,或指导日常调护。

三、关节活动度

关节活动度即指关节的活动范围,是与关节相关的肌肉、韧带、关节囊的情况的综合反映,也是身体灵活性的反映。老年人的骨伤疾病易导致关节活动度受到影响,例如桡骨远端骨折的患者如果肩关节长时间制动会导致肩关节活动受限。活动度使用量角器测量。关节的活动度测量主要注意以下两个方面:①关节的活动轴(活动平面)。极少的关节只有一个活动轴,即只在一个平面活动,大多数关节有两个或三个活动轴。测量关节活动度需注意选择测量的活动平面,得到准确的量化结果。②测量轴心、固定臂与移动臂的轴线,注意选择合适体位,避免相邻关节代偿。

四、身体成分

身体成分是指身体的脂肪和瘦体重的组合比例。临床常使用生物电阻测量法测量,主要是利用人体瘦组织是良导体,而脂肪是绝缘体的特性,通过不同的电极向人体发放电流而测得。瘦体重包括了肌肉、骨骼、内脏、血液及皮肤等非脂肪组织的重量。随着年龄的增长,身体成分有显著的变化。人的体重通常在25~50岁处于上升阶段,其后开始逐步下降。体重增加伴有体脂增加和瘦体重下降。男、女老年人的体脂平均值一般约为26%(男青年为15%)和38%(女青年为25%)。老年人的瘦体重较年轻人小,老年男性的瘦体重为47~53千克(青年男子为56~59千克),老年女性为31~41千克(青年女子为38~42千克)。合理的身体成分是保持健康和进行运动的物质基础,因此应该了解其具体数值。

五、肌肉力量

肌肉力量、耐力和做功能力统称为肌肉适能,是健康体适能的一部分。肌肉力量是指肌肉单次最大用力的能力,肌肉耐力是指肌肉持续收缩或对抗次大强度负荷重复收缩的能力,肌肉做功能力是指肌肉单位时间内做功的能力(功率)。

在衰老的过程中,骨骼肌会发生显著的退行性变化。其特征是肌纤维的体积和数量减少,尤其是下肢肌的快肌衰退更明显。伴着肌肉体积的减小,肌肉力量也下降。研究表明,老年人的肌肉力量下降18%~20%,并认为肌肉力量下降的速度和肌肉的活动情况有关。

测试方法有徒手肌力评定法或使用器械测试得到量化数据的方法。徒手肌力评定法是由Robert Lovett创立,一般将肌力分为0~5级,具体分级标准见表8-1。

表8-1 徒手肌力评定标准

级别	名称	标准	相当于正常肌力的%
0	零(zero,Z)	无肌肉收缩	0
1	微弱(trace,T)	有轻微收缩,但不能引起关节活动	10
2	差(poor,P)	在减重状态下能做关节全范围活动	25
3	尚可(fair,F)	能抗重力做关节全范围运动,但不能抗阻力	50
4	良好(good,G)	能抗重力和一定阻力,做关节全范围运动	75
5	正常(normal,N)	能抗重力和充分阻力,做关节全范围活动	100

常用的测力器械分为三类。①等长肌力测试仪:握力测定力器、背肌力测定器、四肢大关节肌肉力量测定器;②等张肌力测试仪;③等速肌力测试仪。等长肌肉测试仪反映关节运动中某一角度的肌力大小,而无法反映整个关节运动中的肌力大小;等张肌肉测试只能反映在关节运动中最弱一点的力矩输出。因此,这两种肌力测试法都存在一定缺陷。而等速肌力测试在等速仪器提供的恒定速度和顺应性阻力条件下,可测试关节运动中任何一点的肌肉输出的最大力矩值,从而弥补了上述两种肌力测试的不足,同时还可获得肌肉做功能力、爆发力及耐力等数据,以及清晰的力矩曲线,作为关节病理变化的辅助诊断,因此等速肌力测试优于等长和等张肌力测试。测得的指标需要联系实际情况解读,比如膝关节相对肌力较绝对肌力排除了体重影响,更能反映下肢运动能力。肌力测试的注意事项主要有几个方面:①目前不能单独测量某一块肌肉的力量,只能测量关节活动轴上某一肌群的力量。②测

量时注意受试者体位摆放,避免代偿。③注意肌肉初长度、疼痛等因素对肌力的影响。

六、柔韧性

肌肉柔韧性通常用其跨越的关节的活动度来表示。肌肉过紧,长度不足,影响其跨越的关节达到最大活动度;肌肉过松,容易被拉长,会影响其跨越关节的稳定性。柔韧性与年龄关系很大,年岁愈大,其柔韧性愈差。人到老年,肌肉、韧带、关节都发生生理变化。肌肉萎缩,组织体积缩小,关节的骨结构变化,造成关节韧带、肌腱、肌肉和皮肤的延展性明显降低。神经系统的调节功能下降,使老年人在活动中不能保证动作有较大的幅度。肌肉的紧张和放松的调节能力减弱,所以老年人相对年轻时表现出动作僵硬,不协调。

老年人改善柔韧性,常采用慢张力的方法,即静力性地拉长肌肉和结缔组织,使各关节伸展到一定限度,进行缓慢有节奏的活动。这样不易发生损伤和疼痛,危险性小,收到的效果也比较好。在运动过程中要充分做好准备活动,这也是提高柔韧性和防发生外伤的重要措施。

七、平衡功能

平衡功能是指在不同的环境和情况下维持身体直立姿势的能力。一个人的平衡功能正常时,能够保持体位,在随意运动中调整姿势,安全有效地对外来干扰做出反应。平衡功能主要分为静态平衡、动态平衡和反应性平衡。每年居住在社区的65岁以上的老年人有30%~40%发生跌倒,其中近半数为再次发生的跌倒。长期生活在保健机构的老年人则有近半数都出现过跌倒,跌倒引起的损伤小至软组织损伤,大到骨折,特别是在髋部骨折中90%由跌倒所致,与未曾跌倒过的老年人相比,有过跌倒经历的老年人多产生害怕再次跌倒的恐惧心理,由此可造成日常活动能力(ADL)下降,对医疗服务要求增多,高龄期的老年生活质量显著下降。跌倒致死率虽然远远低于跌倒损伤率,但跌倒后损伤引发的并发症是65岁以上高龄老年人的首要死因。从生理学因素来看直立姿态需本体感觉、前庭感觉、视觉三大系统的传入感觉,以及肌肉骨骼运动系统来维持。老年人随着年龄增长上述生理机能均有减退,造成步态的协调性、平衡的稳定性和肌肉力量下降,与跌倒有着很大的关系。

研究表明,将老年人平衡功能训练嵌入到日常生活活动中,不仅可以随时随地进行,更重要的是功能训练中的不稳定性和方向的改变可以刺激身体本体感受器,从而更好地发展本体感觉和姿势控制能力,以更大的强度激活负责稳定功能的肌群,有效地提高平衡能力。

八、运动能力测试

大多数老年人在进行中等强度体力活动之前没必要进行运动心肺功能测试。而有必要进行运动能力测试者,要注意心电图(ECG)对于老年人的敏感性(84%)高于年轻人(<50%),而特异性(70%)低于年轻人(>80%),同时,其产生假阳性的概率更高,这可能与老年人左心室肥大(LVH)、传导异常等发生率较高有关。

老年人的运动能力测试终止标准不会超出健康成年人的运动能力测试终止标准,而且由于年龄较大,心血管、代谢和骨等方面问题的增加常常会导致运动能力测试提前终止。因此,老年人运动能力测试在测试方案和方法上会有所不同,需要在医生或其他健康保健人员的指导下进行。下面将详细列出老年人运动能力测试时的注意事项。

(1)对于工作能力较低者,起始负荷应该较低(如<3MET),负荷递增的幅度也要小(如0.5~1.0MET)。

(2)对平衡能力差、神经肌肉协调能力不好、视力差、老年步态模式、体重承受受限和足部有疾患者,使用功率车比跑台更好。不过,局部肌肉酸痛可能会是功率车测试终止的原因之一。

(3)由于平衡能力下降、肌肉力量减小、神经肌肉协调能力差和害怕等原因,有必要在跑台上安装扶手。但是,利用扶手支撑纠正异常步态会降低根据运动持续时间或峰值工作负荷完成情况推断峰值MET能力的精确度。

(4)根据受试者的行走能力,跑台的负荷可以通过增加坡度而非速度进行调节。

(5)许多老年人在做最大运动强度测试时,最大心率常常会超过根据年龄预测的最大心率值。

(6)对很难适应运动方案者,可能需要延长起始阶段、重新开始测试或重复测试,也可以考虑间歇性测试的方法。

(7)老年人群运动诱发的心律失常比其他年龄组要多。

(8)药物可能会影响运动中的心电图(ECG)和血流动力学的反应。

运动能力测试在很大程度上已经代替了运动负荷测试用来评价老年人的功能状态。这些测试方法已经被制定和验证与潜在的体适能状况相关,另一些测试被制定和验证用于预测以后的残障、生活自理能力和死亡情况。运动能力测试是很有优势的,因为大部分测试只需要很少的空间、设备和花费,可以由非专业人员或者经过简单训练的健康/体适能相关专业人士实施,并且被认为在健康和临床人群中是非常安全的。运动能力测试最广泛的应用是针对一项运动干预,能够确定与较差的健康状态相关的功能限制临界点。表8-2描述了些最常用的运动能力测试方法。在完成这些评估之前,要仔细考虑每项测试的特定人群;了解地板效应或天花板效应;理解影响得分或预测能力的因素(例如:样本年龄、健康状况和干预措施)。

表8-2 常用的运动能力测试

测试内容	时长	标准
老年人体适能测试 7项:30秒坐立测试、30秒臂弯举、8英尺(2.44米)起立行走、6分钟走、2分钟台阶试验、坐位体前屈和背抓。每个测试都有标准的尺度。	共30min 每项测试 2~10 min	年龄不同标准不同
简易运动能力测试 一项下肢功能测试。将普通步态速度、平衡时间测试和坐立测试的得分结合。得分范围从0至12,得分越高代表功能越好。	10 min	10分
普通步态速度测试 以普通的速度行走很短的距离(3~10m),通常测试两次,以较好的一次做评价。	<2min	1m/s
6分钟走测试 作为心肺耐力的标准广泛使用。评价个体在6min内可以行走的最远距离。50m的变化被认为有显著的改变。	<10 min	年龄不同标准不同
运动能力测试连续量表(scale) 有长、短两个版本可以使用。测试包括连续完成日常生活中的工作,例如端起一盆很重的水、穿上和脱下夹克、从地板上起来和坐下、爬楼梯、提杂物和其他,在自然的环境下实施测试,可以反映潜在的身体功能。得分从0至100,得分越高代表功能越好。	60min	57分

九、特殊检查

特殊检查主要用以判断结构损伤部位。值得提出的是,同一检查,可根据检查目的得到更多的观察结果。如肩、膝、踝关节各方向稳定性检查:除了解韧带等组织的损伤,还可了解肌肉肌腱的长度;Thomas试验改良后,可判断髂胫束、股直肌柔韧性;直腿抬高试验可检测腘绳肌柔韧性;Ober's试验可以检测髂胫束的紧张度;梨状肌紧张试验可以判断梨状肌综合征;Hawkins试验可以检测冈上肌损伤。抬离试验可以检查肩胛下肌损伤等。

第三节 常用运动干预方法

一、静态拉伸

(一)静态拉伸的定义

静态拉伸是指利用治疗师或自身力量对关节肌肉进行缓慢、轻手法拉伸,且持续 15~30 秒或更长时间。这种拉伸不容易引起肌肉的牵拉反射和增加已被拉长的肌肉张力。而延长拉伸的时间对老年人更有益,如果老年人将拉伸时间延长到 30~60 秒可以获得更大的柔韧性。

(二)静态拉伸的作用

静态拉伸的主要作用是提高肌肉的弹性和延展性,增加身体的柔韧性,而柔韧性与力量、耐力是身体素质的三大基本要素。规律的拉伸可能会减少运动者的肌肉韧带损伤、预防腰痛,或者缓解肌肉酸痛,但实际作用尚不明确。静态拉伸比动态拉伸能更有效地提高关节 ROM,建议老年人在进行 PNF 练习时,首先进行 3~6 秒的低到中等强度的收缩(即 20%~75% 最大随意收缩),紧接着由搭档进行辅助拉伸 10~30 秒。

(三)静态拉伸的分类

1.主动拉伸

主动静态拉伸利用自身力量或体重将肌肉顺着肌纤维走向拉长,当肌肉拉伸到一定紧张度时保持 15~30 秒,重复 2~3 次。拉伸的重点在于从开始到结束动作要慢,不要让肌肉感觉强烈疼痛,并配合正常呼吸。

2.被动拉伸

被动拉伸是被拉伸者的肢体放松,不参与发力,而是由体能教练或康复治疗师将被拉伸者的肢体移动到可忍受的关节活动幅度,并保持这一姿势不动。拉伸的时间建议同上,保持 15~30 秒,重复 2~3 次。

(四)静态拉伸的注意事项

虽然拉伸对于人体肌肉有一定的好处,但是以下情况不建议进行拉伸训练。

(1)骨折或扭伤引起关节不稳定。

（2）牵拉的部位有外伤,并伴有感染、发炎。

（3）牵拉部位有肌肉、肌腱、韧带等的急性损伤。

（4）牵拉部位有明显疼痛。

二、动态拉伸

动态拉伸是一种基于人体运动模式设计的功能拉伸,被视为一种高效的热身方式,动态拉伸练习能够在提高力量、柔韧性、平衡性和协调性的同时为身体接下来的活动进行热身,在老年人的运动干预中需选择性使用。常用的拉伸动作:腘绳肌伸展、俯身跨步伸展、站姿腿部后侧伸展等。此外在对老年人进行动态拉伸训练时需注意:拉伸动作逐渐由小幅度慢速度,过渡到大幅度快速度;每个动作末端做短暂停留;每个动作重复 8~12 次,每次逐步加大动作幅度、力度和速度,按需重复 1~3 组;呼吸与动作相结合,除拉伸部位的肌肉发生紧张外,其他部位的肌肉尽量放松,不发生代偿;如在锻炼过程中出现任何不适,应立即停止训练并查找原因等。

三、肌力训练

（一）肌力的定义

肌力是指肌肉主动收缩的力量。肌肉力量可表现为肌肉爆发力和肌肉耐力;肌肉爆发力是指肌肉在短时间内发挥力量的能力,通常用肌肉单位时间的做功量来表示。肌肉耐力是指有关肌肉持续进行某项特定任务时的能力,其大小可以用从开始收缩直到疲劳时已收缩了的总次数或经历的时间来衡量;在老年骨伤疾病的预防及治疗中肌力训练是运动干预的主要训练方法。

（二）肌力训练的作用

人体老化过程的特点是运动效率逐渐降低,这是包括力量、肌肉质量和肌肉-肌腱单位挛缩在内的几个因素变化的结果,在许多研究中已经证明了力量训练对步态表现有着积极影响,此外肌力训练对老年人身体其他功能的改善也起着重要作用。

1.肌肉爆发力训练

随着年龄的增加,肌肉爆发力的下降速度是各项肌肉适能中下降最快的一项,并且爆发力不足与更高的意外跌倒风险有关。肌肉爆发力训练的作用为:①增加肌肉力量和体积的运动也能增加骨量(骨矿物质密度和含量),增强特定骨的骨强度,可以作为防止、减缓或逆转骨质疏松症患者骨量丢失的有效措施。②减轻、延缓肌少症,提高身体机能。③提高肌肉纤维的募集能力。④促进神经系统损害后肌力的恢复。

2.肌肉耐力训练

常使用递增负荷抗阻训练来进行,其作用主要表现在以下几方面:①较大的肌肉力量,能够明显降低心脏代谢相关危险因素的聚集,降低全因死亡率、脑血管疾病发生率、发生功能受限和非致死性疾病的风险。②规律参与抗阻训练的个体,健康相关生物标记物会发生有利改变,身体成分、血糖、胰岛素敏感性以及轻中度高血压患者的血压都能够得到改善。③研究显示,抗阻训练与有氧训练在 2 型糖尿病患者的治疗和超重/肥胖者的血脂改善方面效果相同。④抗阻训练对外周动脉疾病患者步行距离和速度有积极影响。⑤抗阻训练可以改善骨性关节炎患者的疼痛,并且能够有效治疗慢性腰痛。初步的研究表明,抗阻运动还可以预防和改善抑郁与焦虑情绪,增加活力,减少疲劳等。

(三)肌力练习的应用时机及方法选择

手术前期:手术前 1~4 周,以提高神经肌肉的控制训练为主,等速、等长、等张肌力训练以及本体感觉训练交替进行。

术后临床期:伤后 1~2 周,受伤部位以被动关节活动度训练和等长肌力训练为主,此时安全第一,强度和量宜小不宜大。

临床康复期:伤后 2~6 周,以肌力训练为主,根据患者的身体功能适当增加强度。

运动能力提高期:伤后 4~12 周,灵敏、协调、平衡是重点。

(四)肌力训练的要求

美国运动医学会的运动指南中指出肌力训练需遵循肌力训练原则(FITT 原则)。训练频率:推荐每周对全身主要大肌群进行 2~3 天的训练,并且同一肌群的训练应至少间隔 48 小时。根据患者的身体状况对部分薄弱的肌群额外的训练。训练强度:每一个肌群应练习 2~4 组,每组 10~15 次,每组组间休息时间为 2~3min,RPE评分在 5~6 分的强度为宜。训练类型:老年骨伤疾病患者做徒手或弹力带训练是较好的选择。训练时间:这个没有统一的标准,是根据当前的训练水平和训练类型来定的。

除遵循上述原则外在肌力训练中还需做到以下几点:①肌力训练前充分做好热身及拉伸;②肌力训练应在无明显疼痛下进行;③充分调动患者的主观能动性;④注意患者的主观运动反应;⑤爆发力训练时注意阻力大小以防拉伤。

四、协调、平衡训练

(一)协调、平衡性的基本概念

1.协调性

协调性是指在中枢神经系统的控制下,与特定运动或动作相关的肌群以一定的时空关系共同作用,从而平稳、准确运动的能力。协调运动的特点是以适当的速度、距离、方向、节奏和力量进行运动。协调运动主要分为两大类:大肌群参与的身体姿势保持、平衡等粗大运动(如翻身、坐、站、行走、跑、跳)和小肌群实施的精细活动(如手指的灵活性、控制细小物品的能力等)

2.平衡性

平衡性是指在不同的环境和情况下维持身体直立姿势的能力。一个人的平衡功能正常时,能够保持体位、在随意运动中调整姿势、安全有效地对外来干扰做出反应。保持平衡是完成多种运动的前提条件,更是老年人防止摔倒的重要保障。平衡功能主要分为以下三类:

(1)静态平衡:身体不动时,维持身体于某种姿势的能力,如坐、站立、单腿站立等。

(2)动态平衡:运动过程中调整和控制身体姿势稳定性的能力。动态平衡从另一个角度反映了人体随意运动控制的水平。坐或站立进行各种作业活动,站起和坐下、行走等动作都需要具备动态平衡能力。

(3)反应性平衡:当身体受到外力干扰而使平衡受到威胁时,人体做出保护性调整反应以维持或建立新的平衡,如保护性伸展反应、迈步反应等。

(二)协调、平衡训练在运动干预中的意义

对于老年人来说,多元的体育活动很重要。多元的体育活动结合了有氧运动、肌肉强化和平衡练习,这三个方面对老年人都很重要,因为其跌倒的风险增加,需要力量和平衡来防止跌倒。协调性也尤为重要,协调性高、动作流畅,老年人跌倒的风险就降低。

多种因素与协调、平衡能力弱或下降相关,如身高、年龄、体重、神经系统发育不良或损伤,骨骼肌肉损伤等。其中在运动中出现的骨骼肌肉的损伤是最常见的,运动损伤发生后相应关节肌肉出现活动度、肌力、神经肌肉控制能力、本体感觉下降,从而导致整体灵敏度、平衡能力下降。

提高协调、平衡能力的运动干预是在局部关节活动度、肌肉力量恢复的基础上

结合整体运动以恢复神经肌肉控制能力、各肢体协调配合能力、快速反应能力、平衡稳定能力的训练。如果只有简单的活动度和肌力恢复训练,没有协调、平衡能力的恢复训练就继续进行较为复杂的运动,在运动中再次受伤的风险是很高的。除此之外,如果想要从事对于这两项能力要求较高的运动,最好先有针对性地提高这两项能力,这样可以有效预防运动损伤。

(三)协调、平衡训练的方法

由于这两项能力的训练具有一定的难度和危险性,所以在训练前要评估患者目前的身体状态和能力,然后再选择相应难度的训练方法。随着患者能力逐渐提高,才可以开始进阶训练。

1.协调训练

协调性是身体运动过程中,人体调节与综合身体各部分动作的能力,充分反映了中枢神经系统对肌肉活动的支配和调节功能。各种老年舞蹈是很好的协调性训练运动。

2.平衡训练

人的平衡能力除了与身体结构的完整性和对称性相关外,还与前庭器官、本体感受器、大脑平衡调节以及肢体肌群力量、肌张力之间的相互平衡等密切相关;通过训练来改善和提高它们的功能,有利于促进平衡能力的发展。但老年人的本体感觉丧失最为严重,特别是术后或患有骨关节疾病的老年人,因此训练时应以本体感觉的训练为主。

本体感觉训练:人体运动时所产生的本体感觉常常被视觉、位觉或其他感觉所掩盖,而难有明确的主观感觉,故本体感觉又称为"暗淡感觉"。本体感觉必须经过长时间的训练,才能明显而精确地在自己的动作过程中体验到。具体方法包括空间位置重现能力训练、肢体控制训练、力量训练等,如单腿站立、双腿平衡垫站立、单腿平衡垫站立、单腿闭眼站立、平衡垫上主动运动等。传统功法中太极拳对平衡能力提高有很好效果。